만/화/로/보/는/동/의/보/감

동의보감에 의한 뇌질환(뇌출혈 뇌경색) 89가지 치료비법

편저 대한건강증진치료연구회

인류의 3대 사망 원인 **중풍!**

동양 최초의 건강 비법 만화로 보는 동의보감으로

스스로 관리하여 건강을 찾으세요!

법문북스

전래 동의보감 민간요법으로 중풍을 치료한다.

아래의 방법들은 우리 민족이 오랜 세월 민간요법으로 많이 이용되어오던 것들입니다. 한마디로 몸 안의 갖가지 독을 풀고 더러운 것을 없애며, 체력을 크게 북돋우고 항암효과가 높으면서도 부작용이 전혀 없으며, 출혈, 기침, 복수가 차는 것 등의 여러가지 부수적인 증상을 치료하는데 큰 도움을 준다고 하여 지금까지 많은 중풍 뇌졸중 환자들이 사용하고 있은 민간방법들을 선별하여 만든 것입니다.

따라서 아래의 자료들은 인터넷을 비롯한 각종 전문서적 등에서 찾아낸 자료들입니다. 중풍으로 고생하시는 환자들에게 조금이나마 도움이 되었으면 하는 바램입니다.

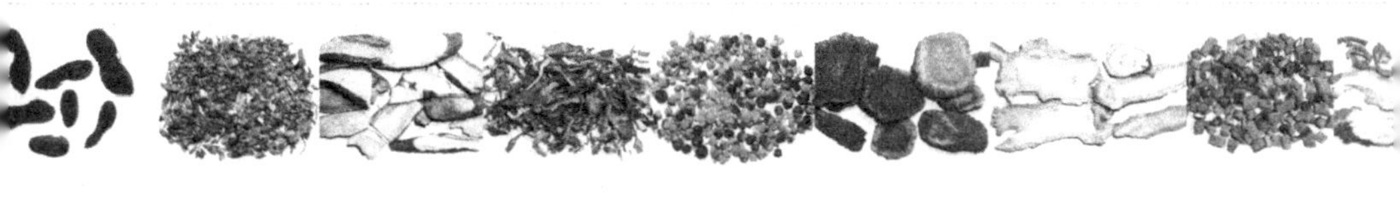

| 차례 |

민간요법 치료

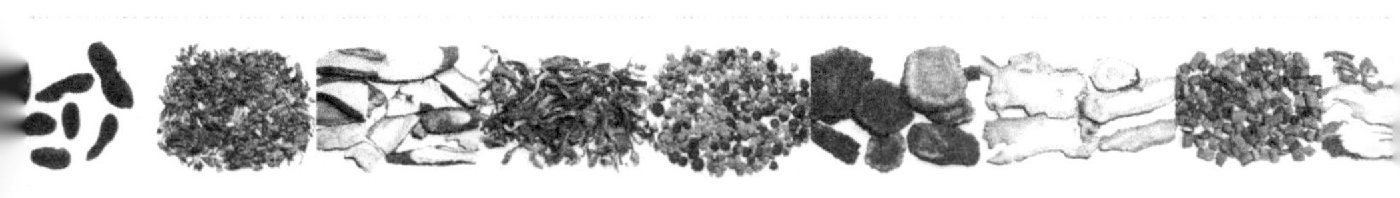

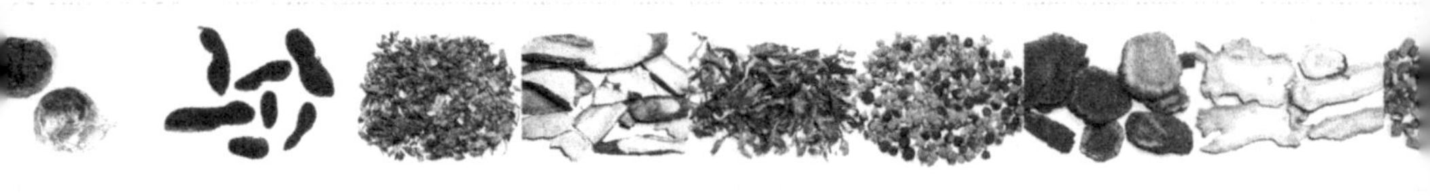

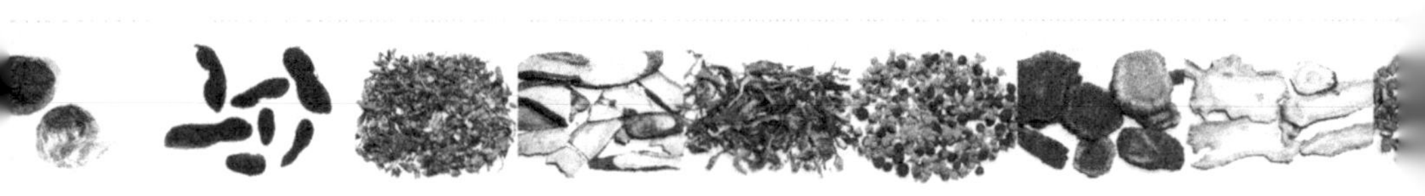

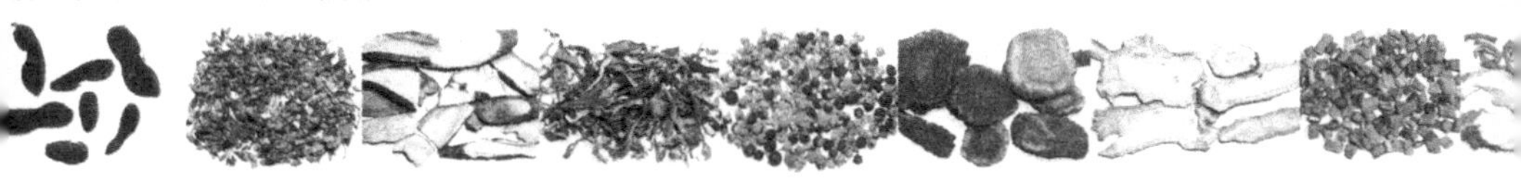

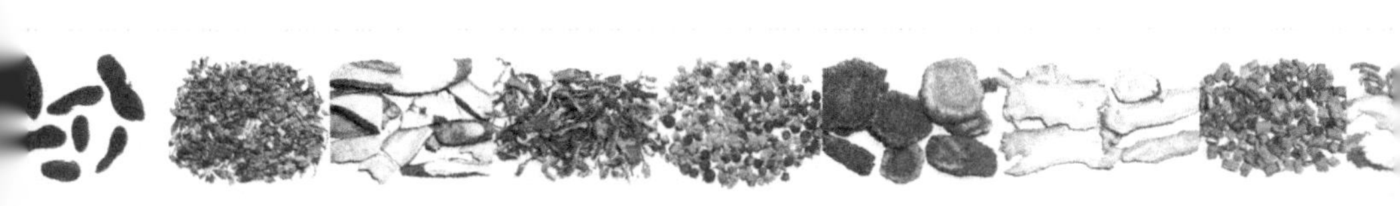

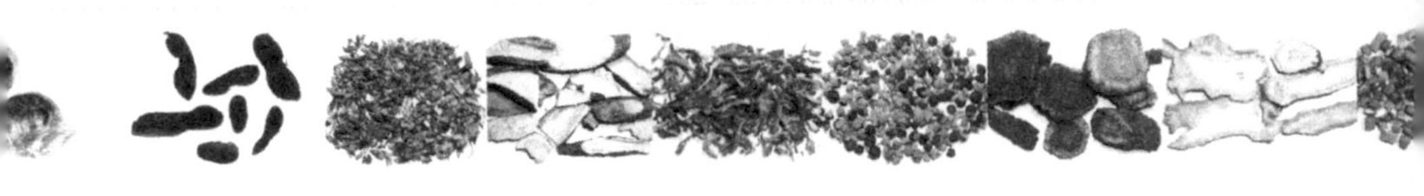

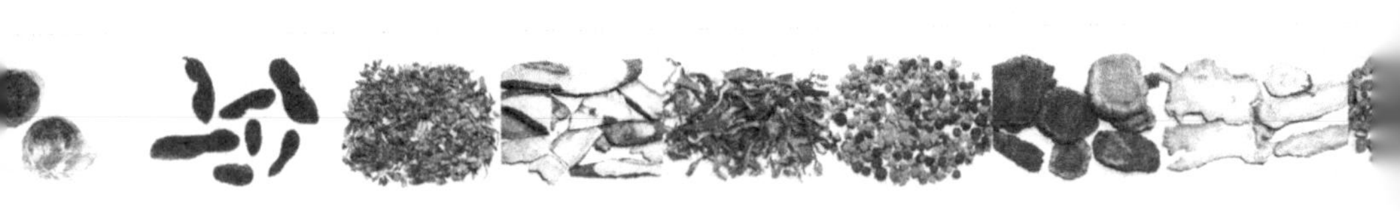

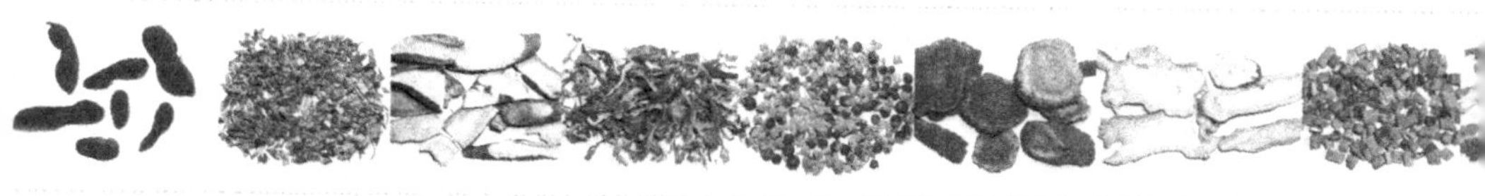

중풍의 기초를 알아야 고칠 수가 있다.

중풍의 예방과 한방치료

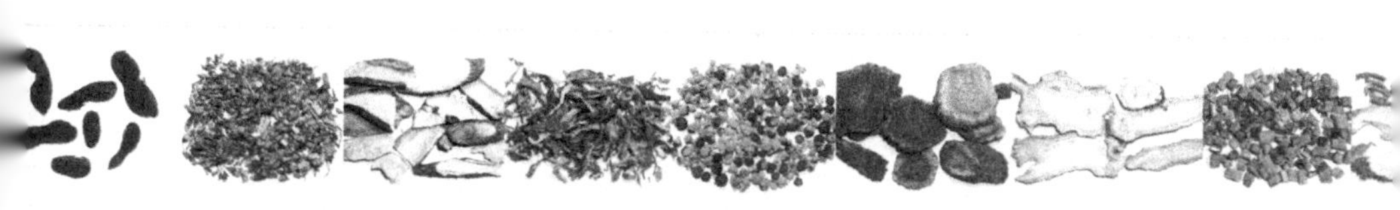

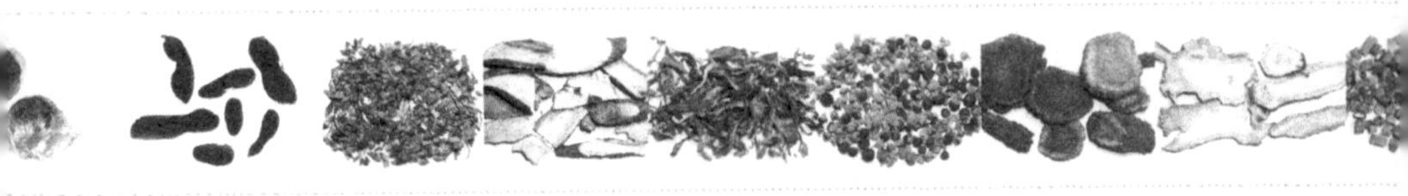

중풍에 좋은 음식과 차

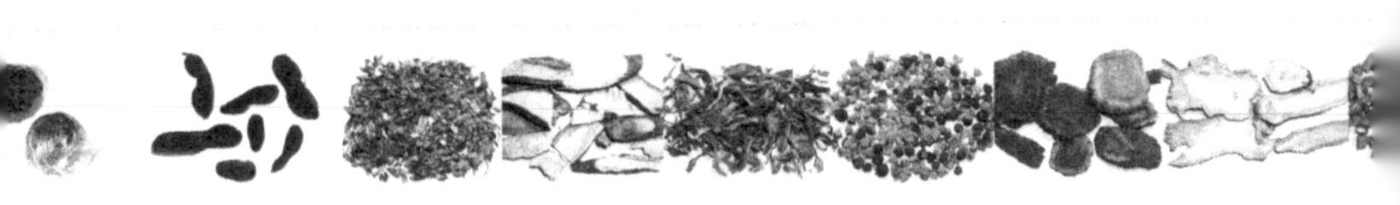

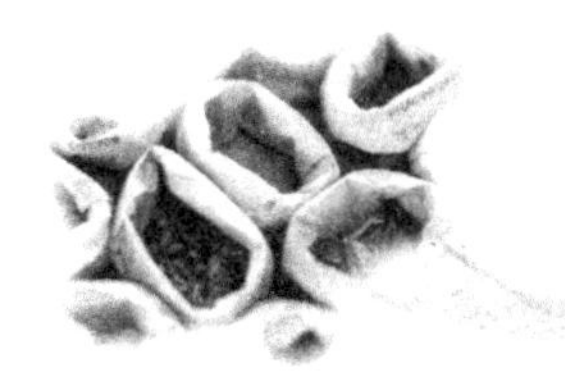

중풍을 고친
동의보감 민간요법 89가지

체험으로 중풍을 고친
동의보감 민간요법

풍증과 풍병으로 인해 나타나는 두통과 어지럼증에 효과가 좋은 가을 국화

먹는 방법은 가을국화 16~20g을 물에 달여 2번에 나누어 끼니사이에 복용하면 됩니다. 모든 풍증과 풍병으로 나타나는 두통과 어지럼증에도 사용됩니다.

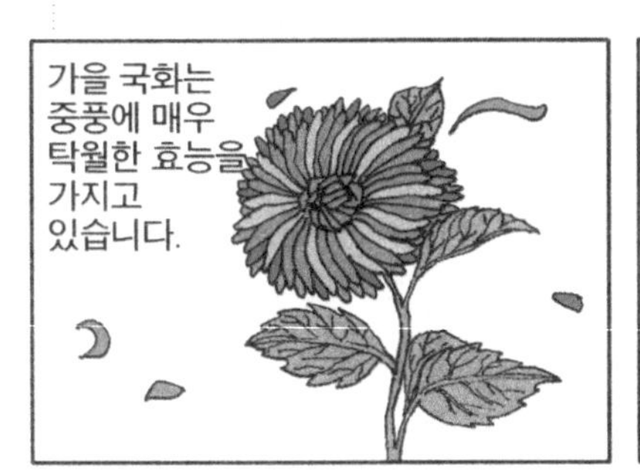

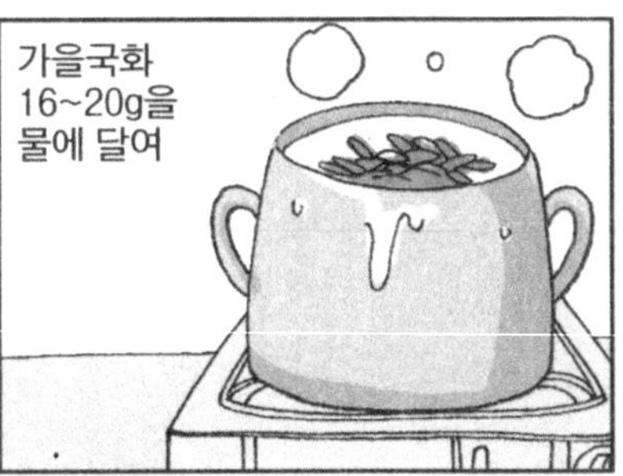

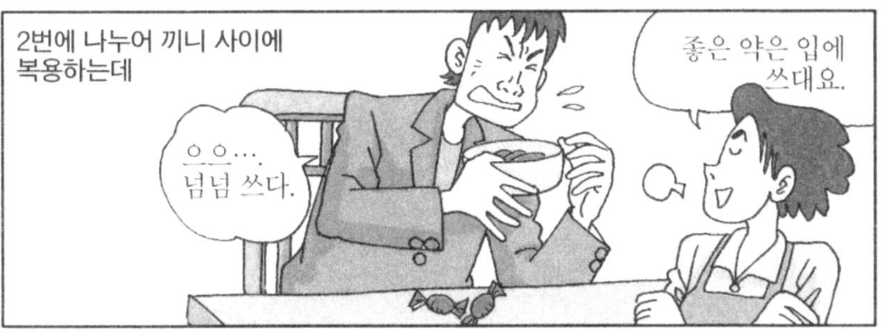

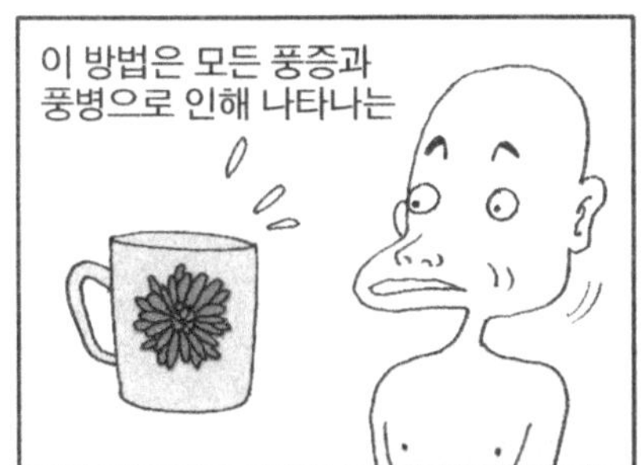

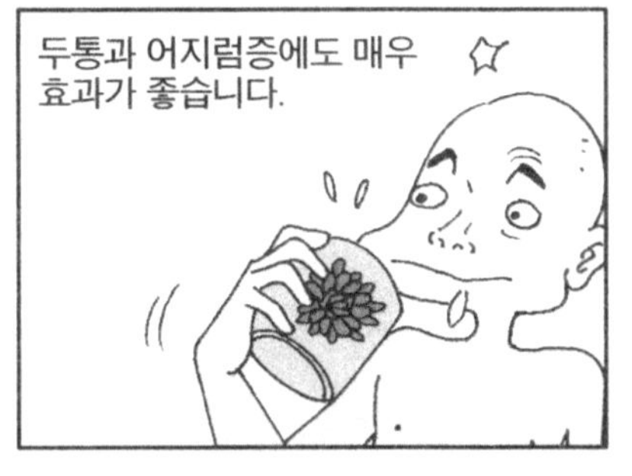

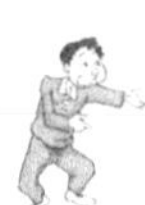

모든 중풍과 반신불수, 파상 등에 효과가 매우 뛰어난 개구리밥

제조방법은 개구리밥 아랫면에 자줏빛이 도는 것 500g을 햇빛에 말려 가루로 만든 다음 졸인 꿀로 반죽하여 3g되게 알약을 만듭니다. 먹는 방법은 한번에 5알씩 하루 3번 끼니사이에 복용하면 되는데, 모든 풍증과 반신불수, 파상풍 등에 사용됩니다.

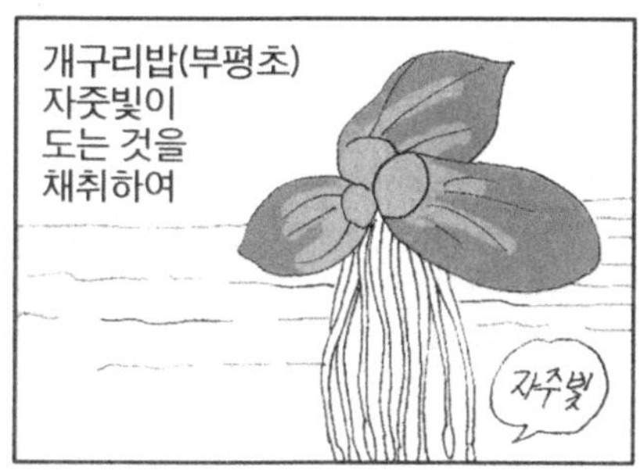

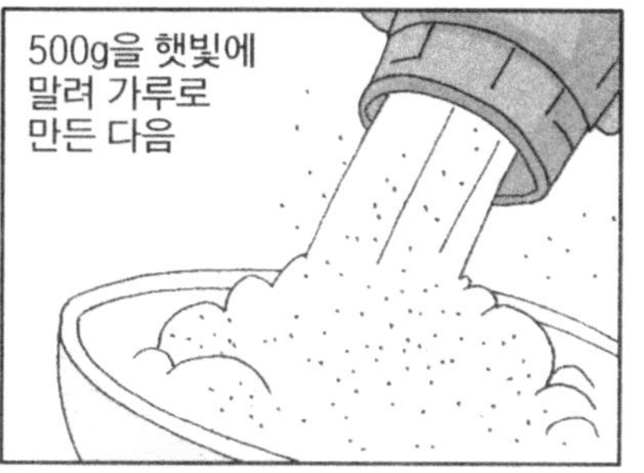

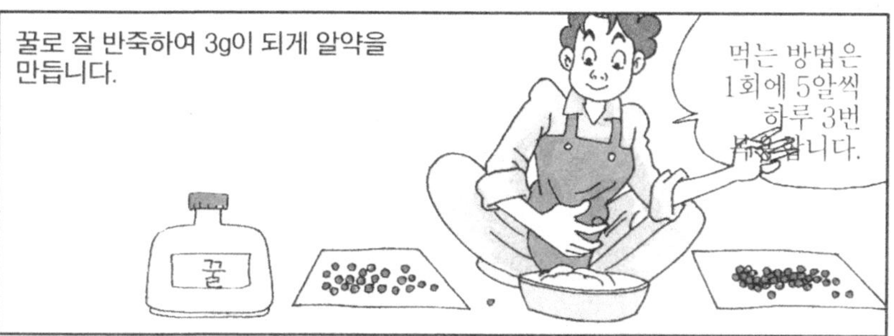

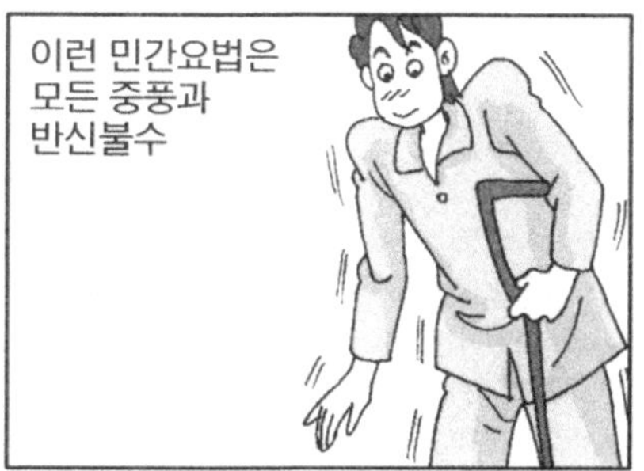

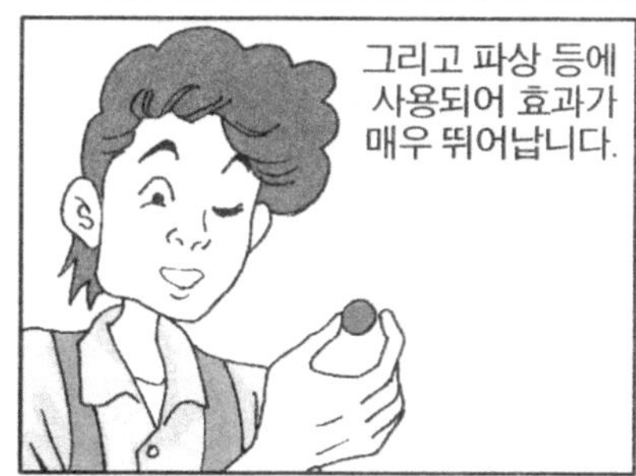

중풍환자에게는 놀라운 효과가 나타나는 검은콩

검은콩을 진하게 삶은 물을 마시게 하면 구급이 됩니다. 이런 증세가 있는 사람은 검은콩 삶은 물을 평시에 차대신 복용하면 좋습니다.

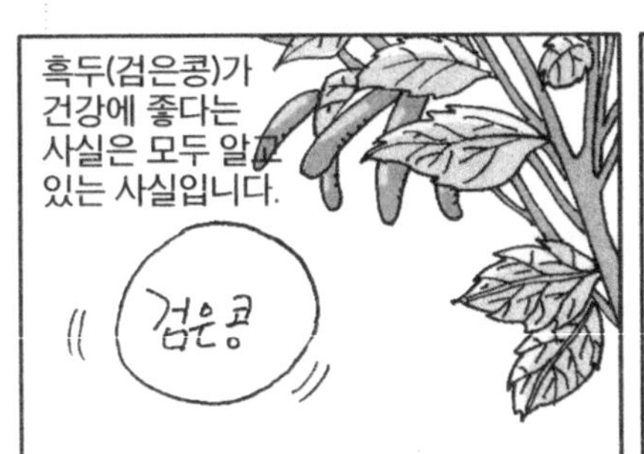

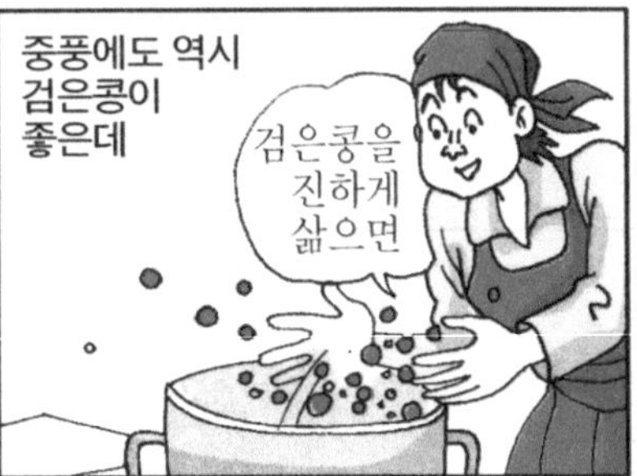

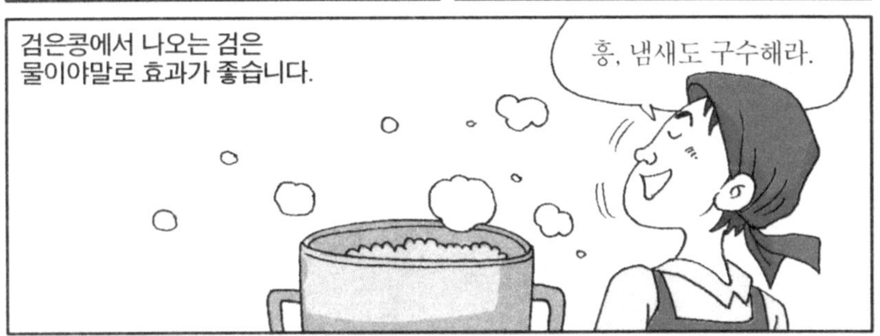

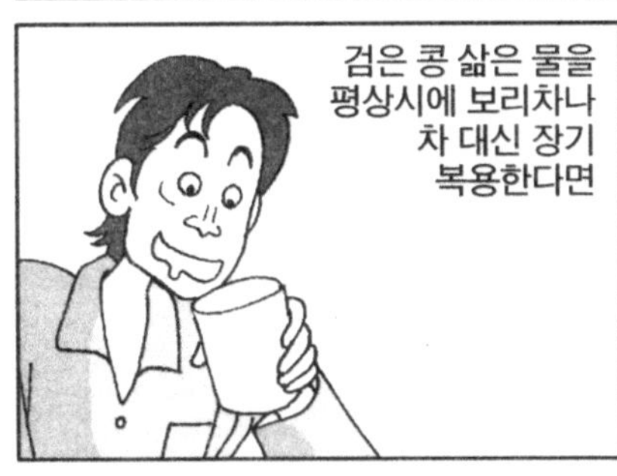

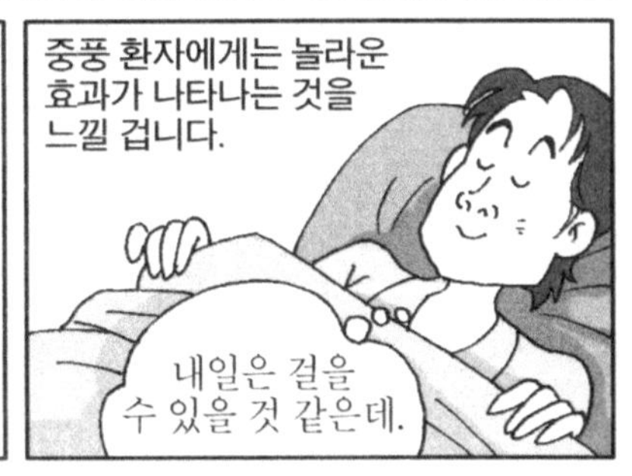

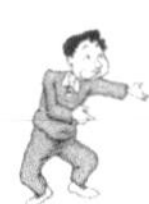

온몸이 마비되었을 때 좋은 겨자 떡

사용방법은 머리에 있는 피를 아래로 유도하기 위하여 겨자 떡을 아랫배와 양쪽 넓적다리와 장딴지에 붙이면 됩니다. 붙이는 시간은 10분 정도가 좋습니다. 겨자 떡은 겨자와 밀가루를 반반 섞어서 더운 물로 반죽하여 3㎜두께로 창호지 사이에 넣어 붙이면 됩니다.

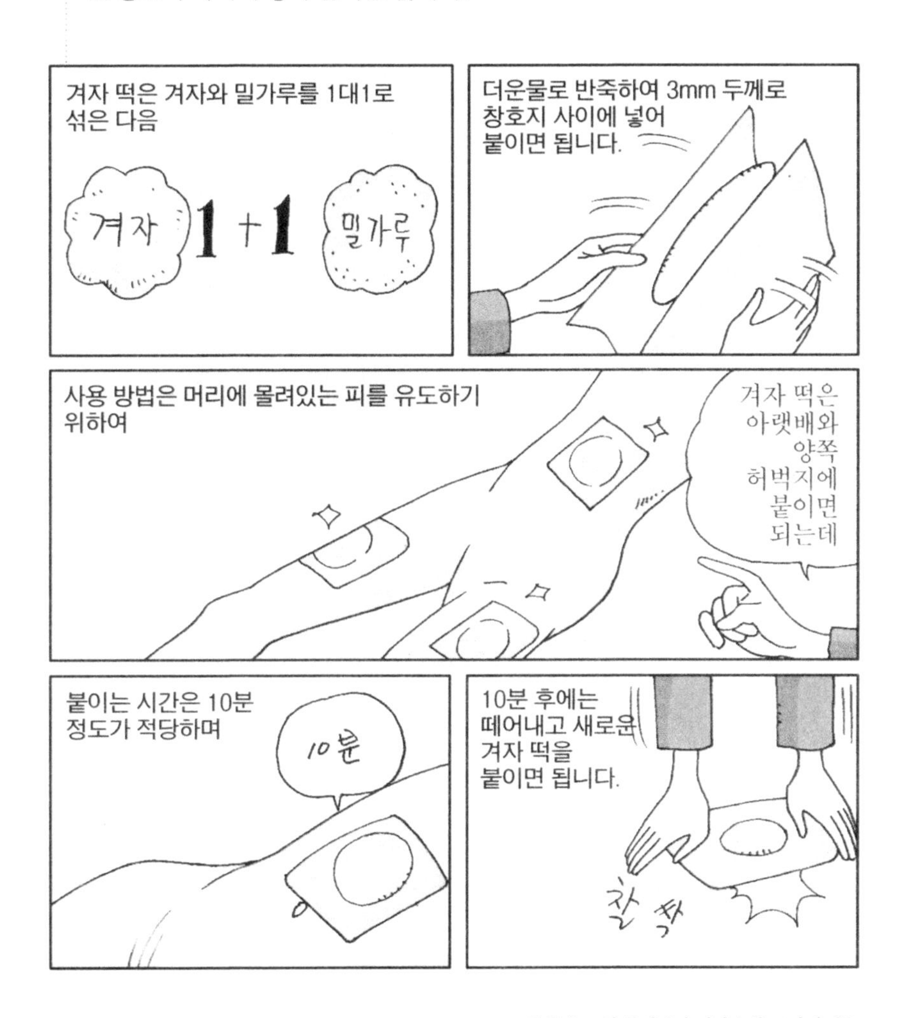

몸이 마비되었을 때 효과가 좋은 겨자씨 달인 물

중풍으로 온몸이 마비되었을 때는 겨자씨 달인 물을 꼭 짜서 복용합니다. 또는 가루를 식초에 개어 온몸에 바르면 됩니다. 피부가 약하면 물을 섞어서 바르면 됩니다. 신체의 일부분이 마비되었을 때는 겨자씨를 갈아 식초에 섞어서 장기간 마비된 부위에 바르면 효과를 거둘 수 있습니다.

중풍으로 인해 온몸이 마비되었을 때는
딱
딱

겨자씨 달인 물을 짜서 복용을 합니다.

또는 겨자씨를 가루 내어 식초에 개어 온몸에 바르면 되는데
뭐, 꼭 하체에까지 발라야 되는 거야?
어서 바지 내려봐요.

피부가 약한 사람은 물에 섞어서 묽게 하여 바르고

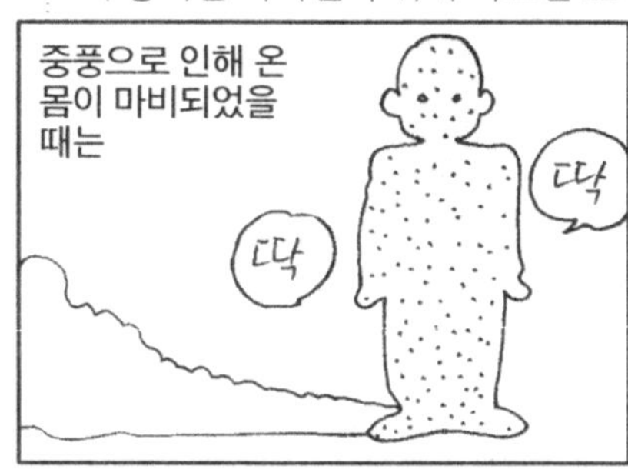

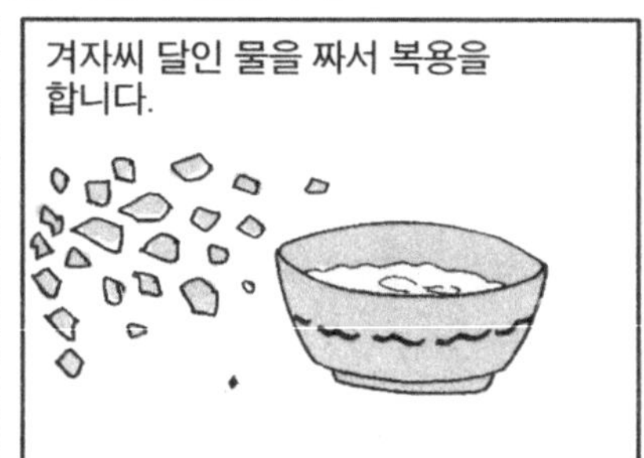

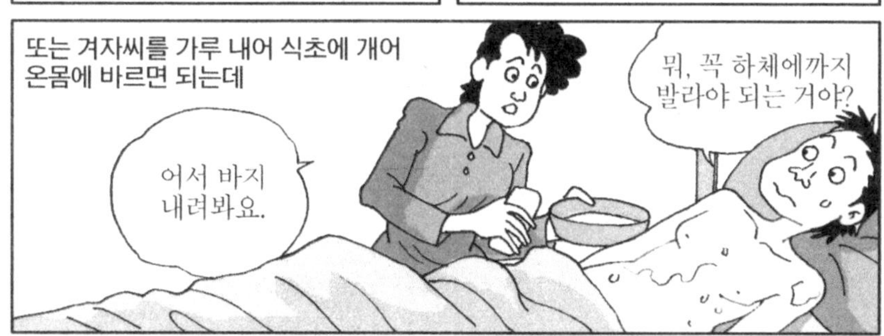

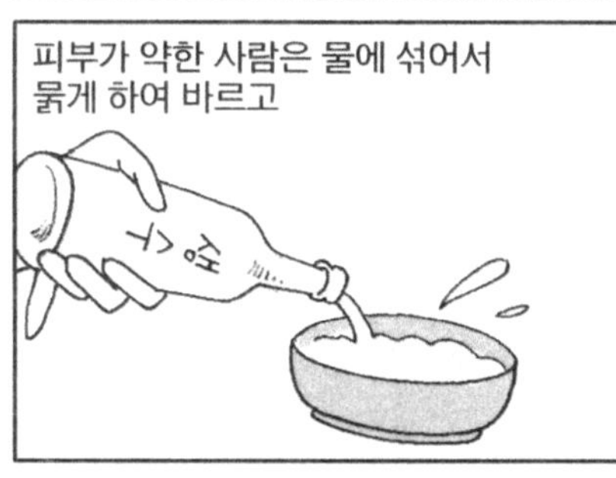

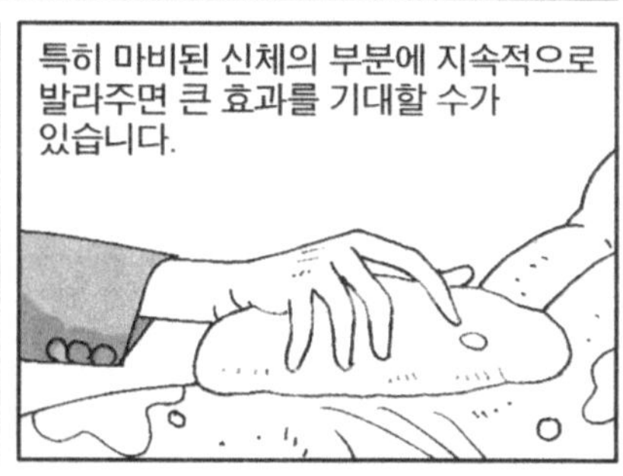

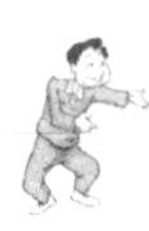

중풍의 정도가 심하여 반신불수가 된 환자에게 좋은 겨자씨와 식초

반신불수에는 겨자씨 가루를 식초에 개어 마비된 쪽의 몸에 바르고 한잠을 자고 일어나면 효과를 볼 수가 있습니다.

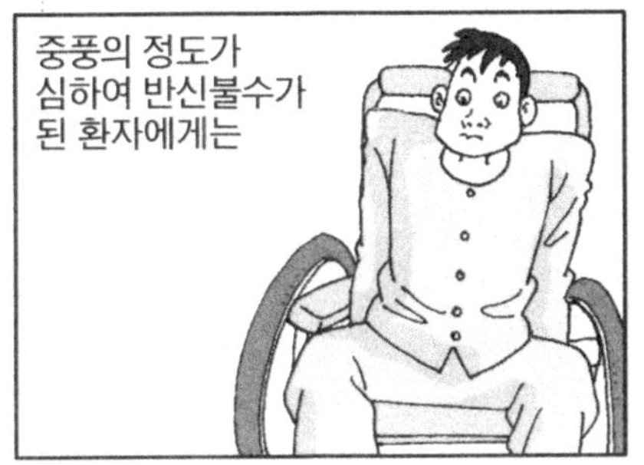

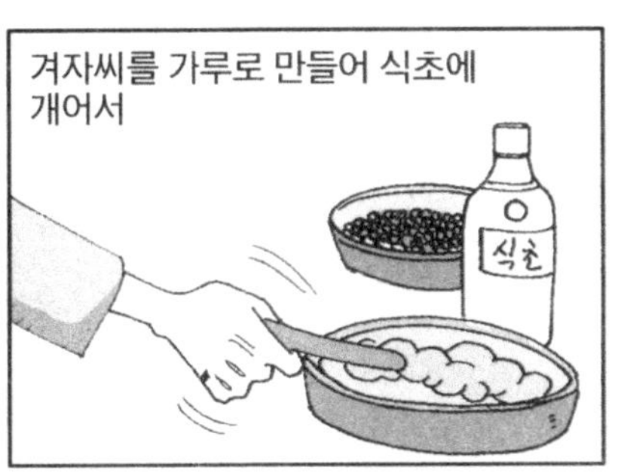

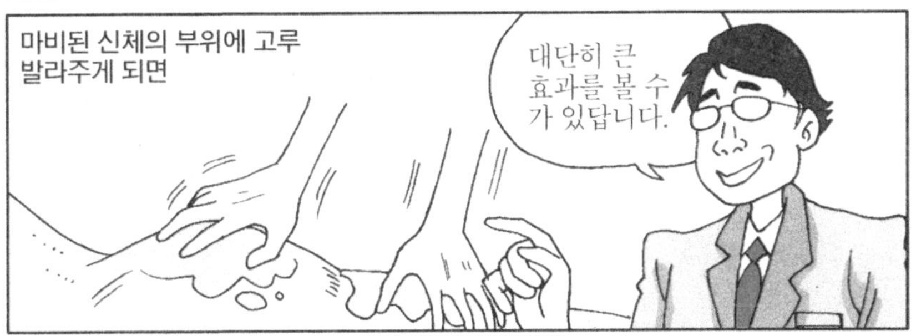

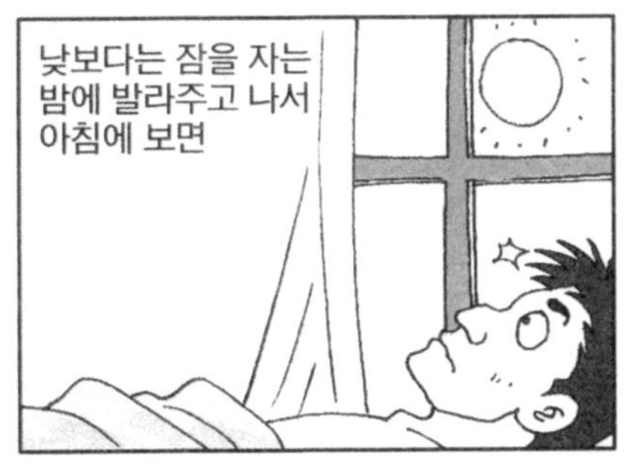

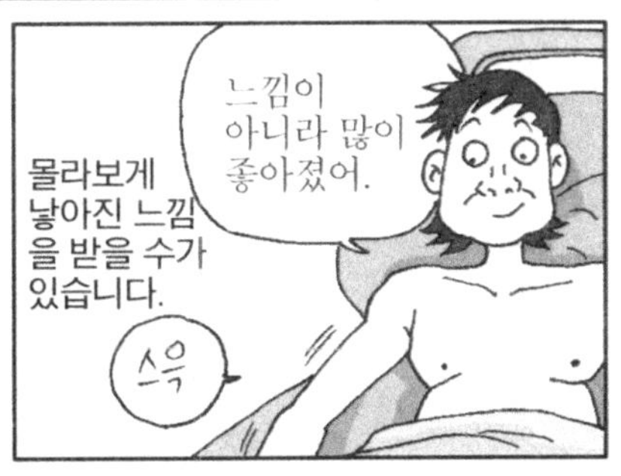

중풍으로 인해 신체가 뻣뻣해졌을 때 효과가 좋은 귤나무껍질

중풍으로 몸이 뻣뻣해졌을 때는 잘게 썬 귤나무껍질 1.8g 가량을 술 3.6ℓ에 섞어 하룻밤 놓아두었다가 이튿날 덥혀서 수시로 복용하면 됩니다. 한번 먹어 낫지 않으면 여러 번 되풀이합니다.

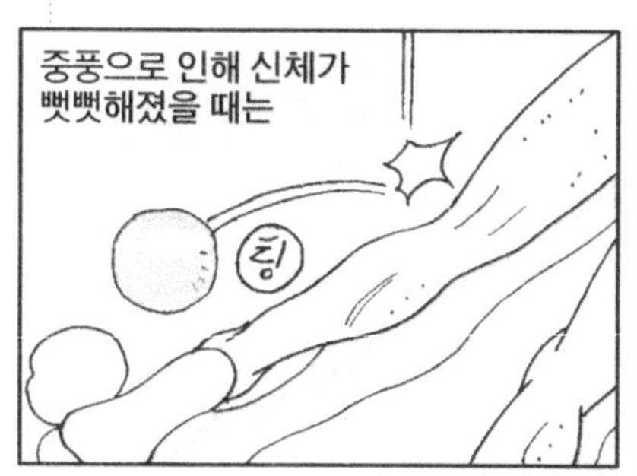

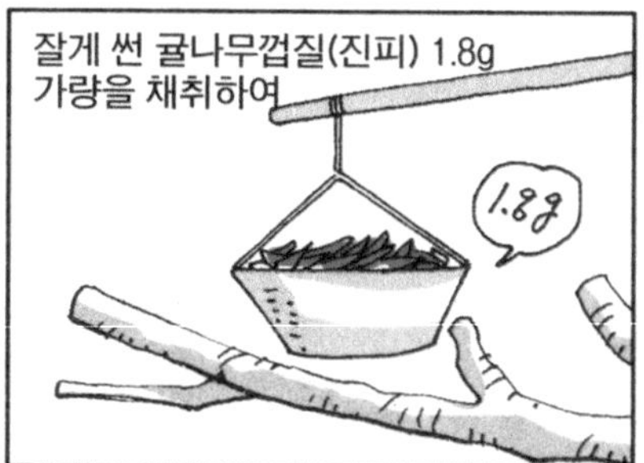

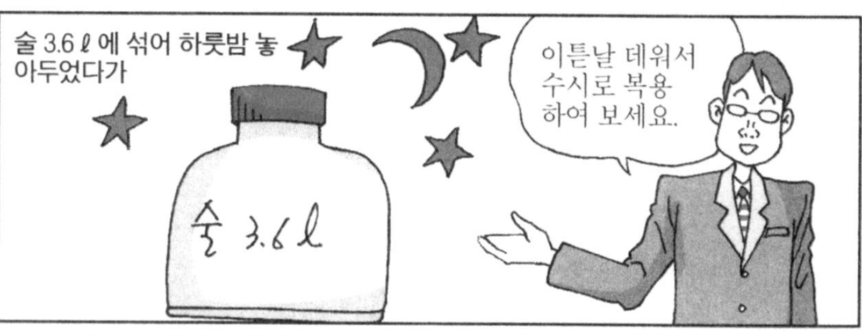

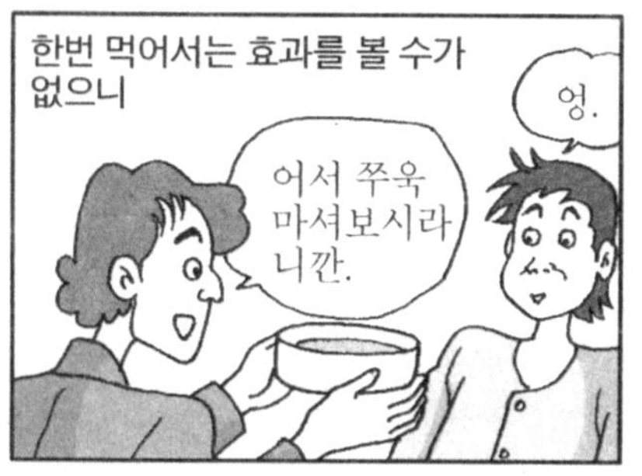

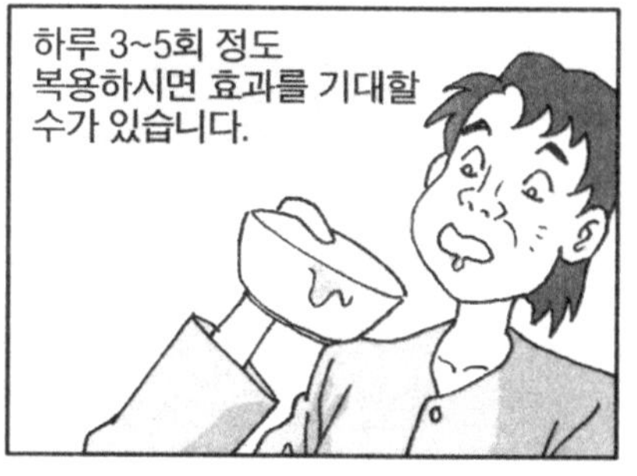

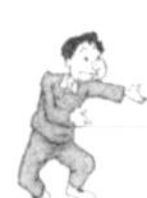

중풍으로 인해 몸 절반을 쓰지 못하고 혈기가 잘 통하지 않으며 저리고, 아픈데 효과가 있는 기러기기름

먹는 방법은 기러기기름을 하루 한 숟가락씩 더운 술에 타서 빈속에 복용하면 됩니다. 몸 절반을 잘 쓰지 못하고 혈기가 잘 통하지 않으며 저리고 아픈데 사용하면 좋습니다.

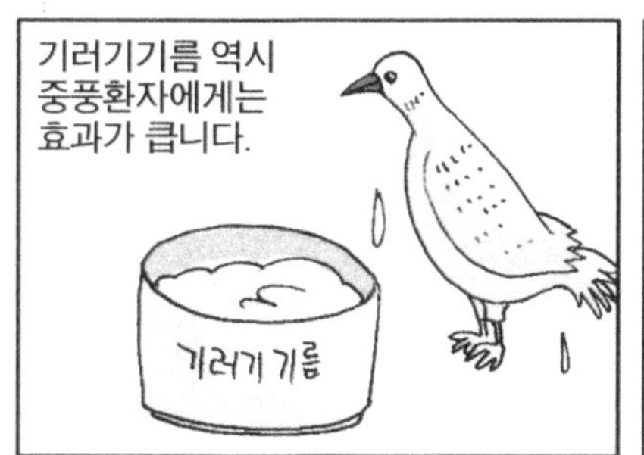

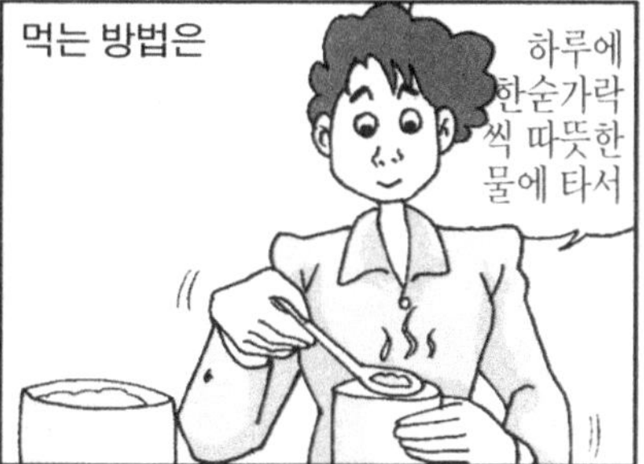

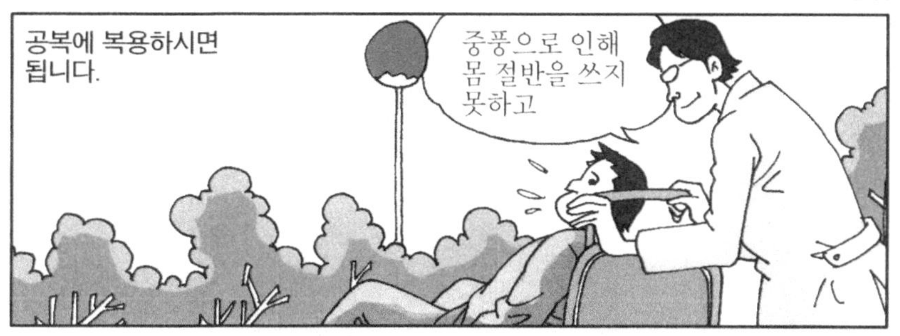

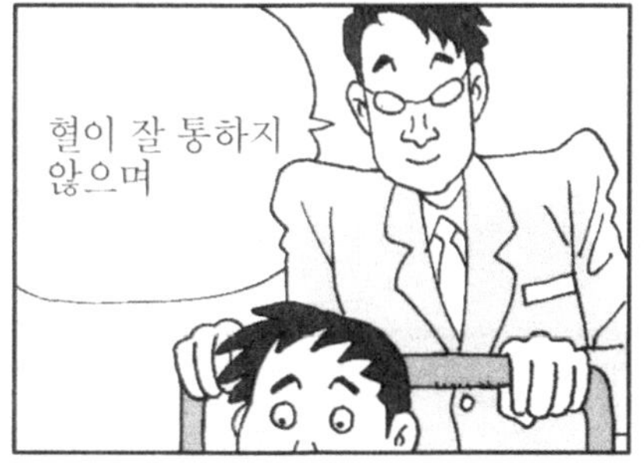

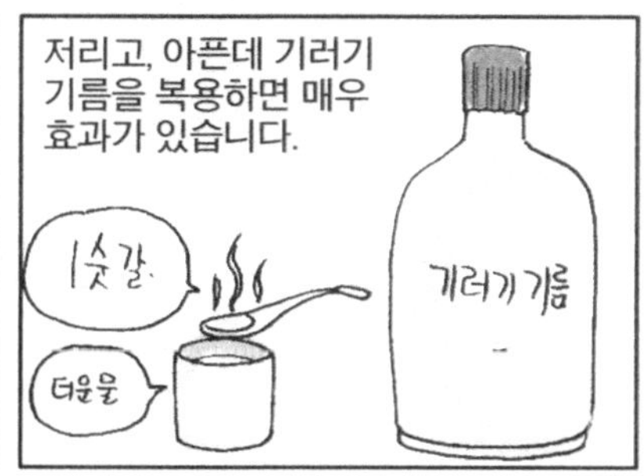

중풍으로 인해 말을 제대로 못하고 가래가 많이 나오는데 좋은 내복자와 아조

중풍으로 말을 못하고 가래가 많이 나오는 데는 내복자 15g, 아조 15g, 반하 15g, 천남성 15g을 물에 넣어 달여서 하루에 3번 나누어 더운 것을 복용시키면 됩니다.

중풍으로 인해 말을
제대로 못하고
으어…
어
가래가 많이 나오는데는
울컥
내복자(무씨) 15g, 마조(말매미)15g,
반하 15g, 천남성15g을 물에 넣고
달여서
적당한 식힌 다음
후후후
하루 3번 나누어 복용하면 좋습니다.
조
중
석

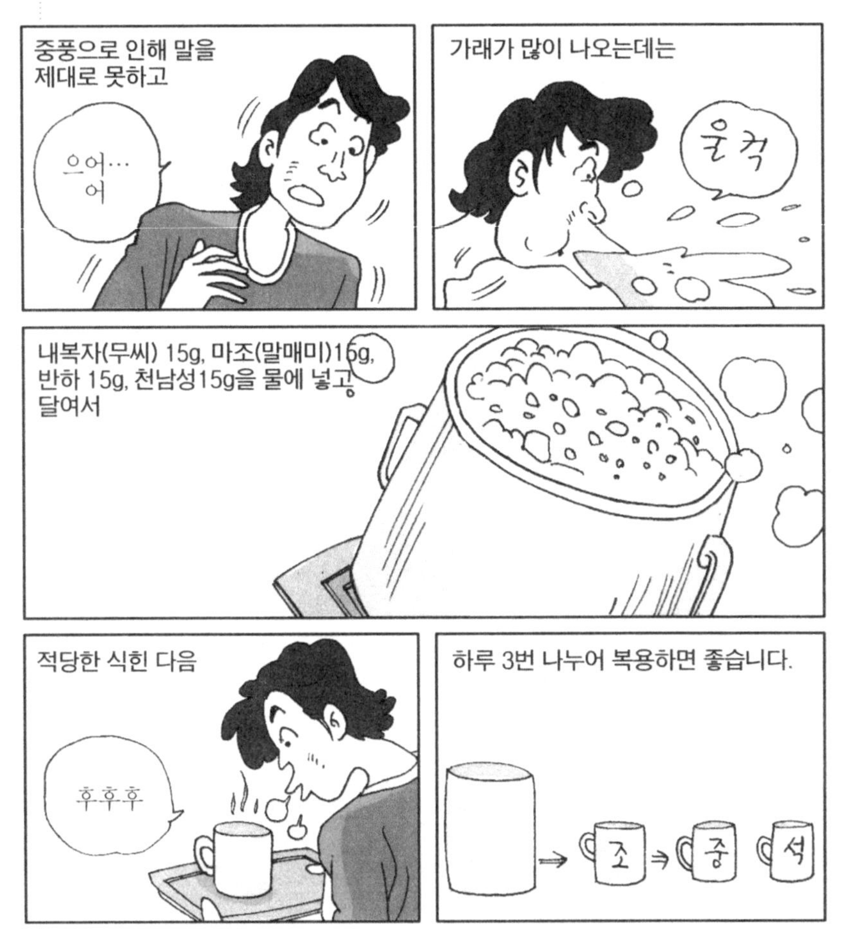

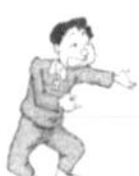

풍병으로 머리가 어지럽고 팔다리가 저리고 혈압을 낮추는데 좋은 누리장나무

먹는 방법은 누리장나무 잎 30~50g을 물에 달여서 2번에 나누어 끼니사이에 복용하면 됩니다. 풍병으로 머리가 어지럽고 아픈 데, 팔다리가 저린데, 혈압을 낮추는데 사용됩니다.

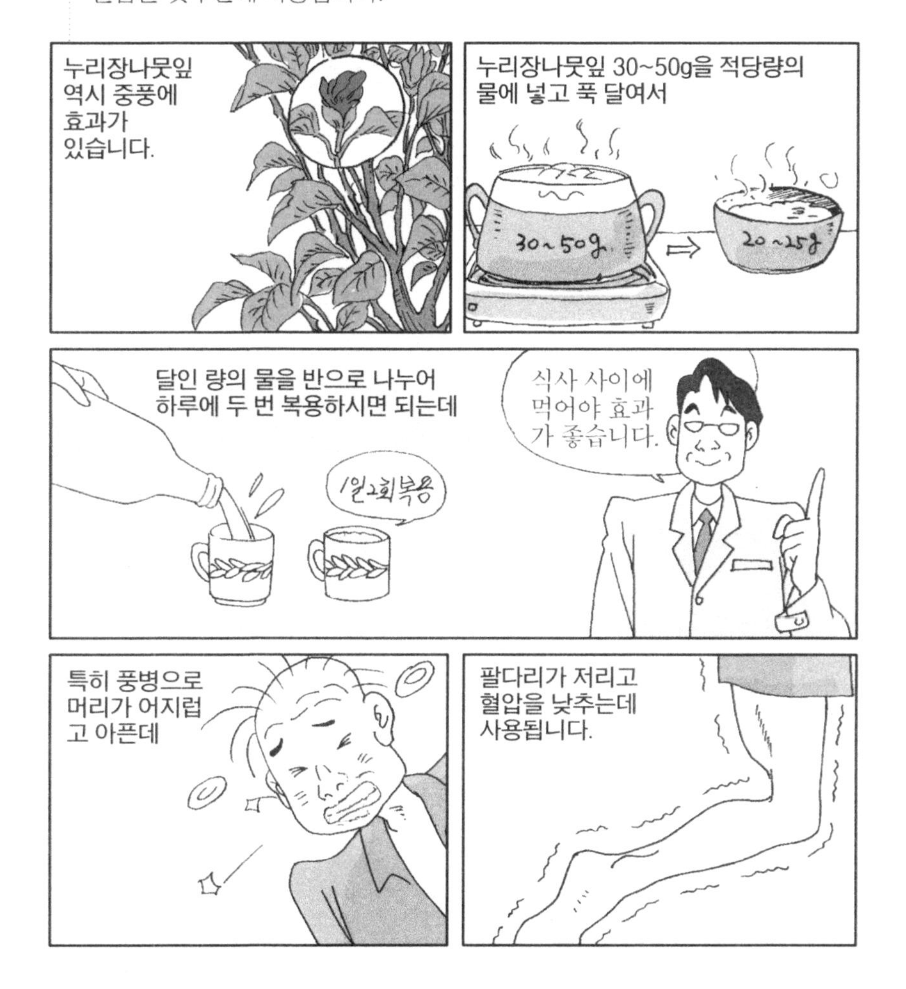

풍병으로 인하여 반신불수가 된 환자에게 좋은 달걀

반신불수에는 신선한 달걀 한쪽에 구멍을 내고 노란자위를 제거하고 흰자위만 남겨둔 채 그 속에 참기름으로 가득 채워서 불 위에 놓습니다. 안의 것이 끓으려 할 때 복용케 하면 됩니다. 계속해서 3개를 반복해야합니다.

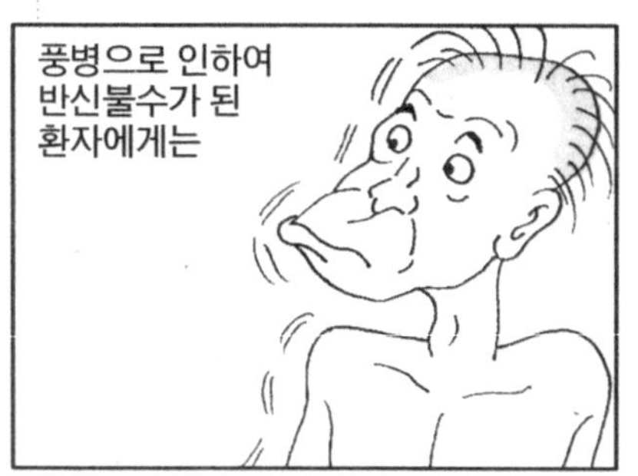

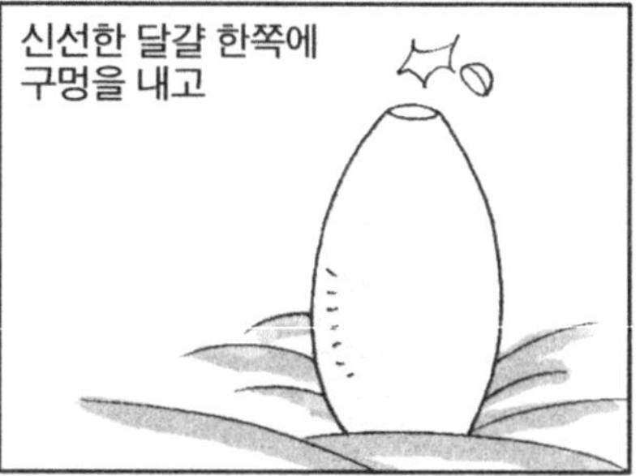

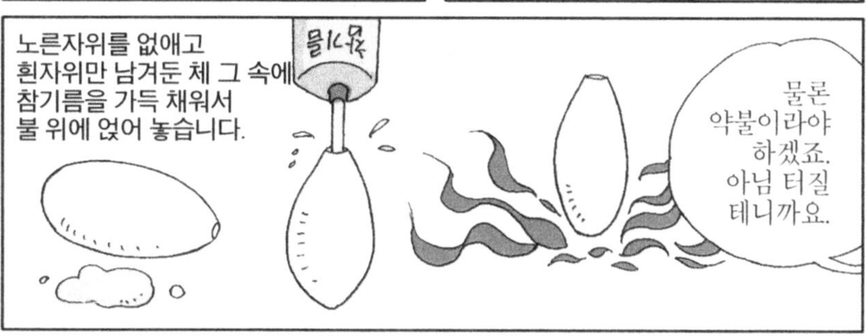

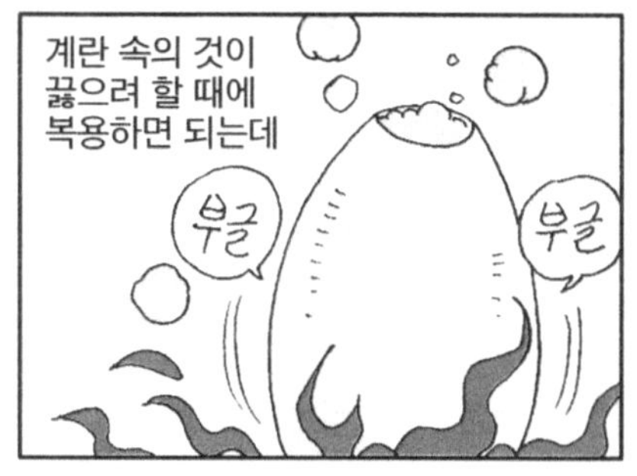

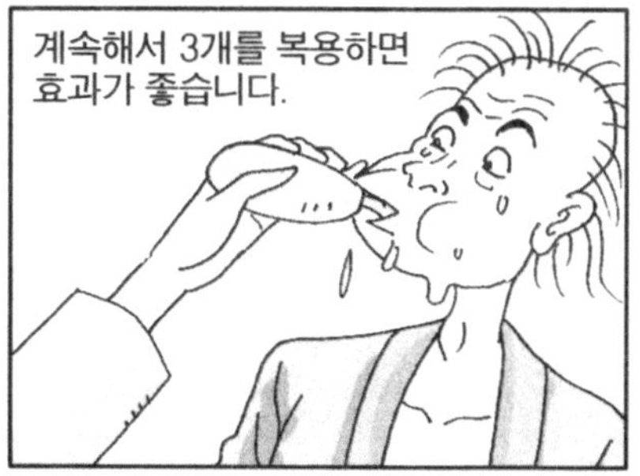

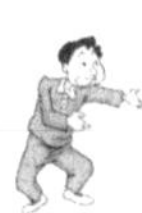

중풍으로 인해 역시 반신불수가 되었을 때 좋은 당귀와 천마

반신불수가 되었을 때는 당귀 60g, 천마 15g, 전갈 12g을 가루로 만들어 한 번에 15g씩 하루에 2번 복용케 하면 됩니다.

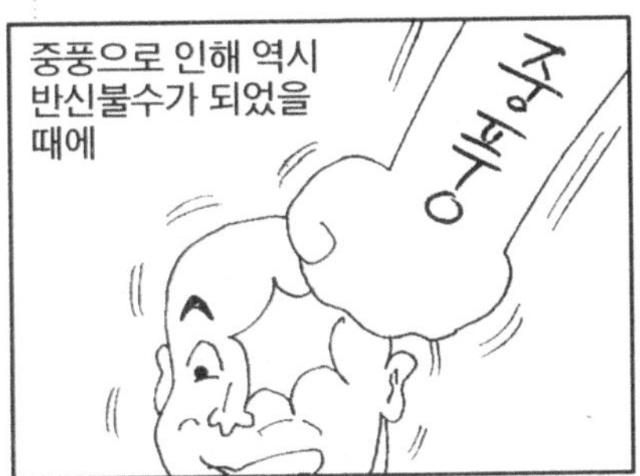

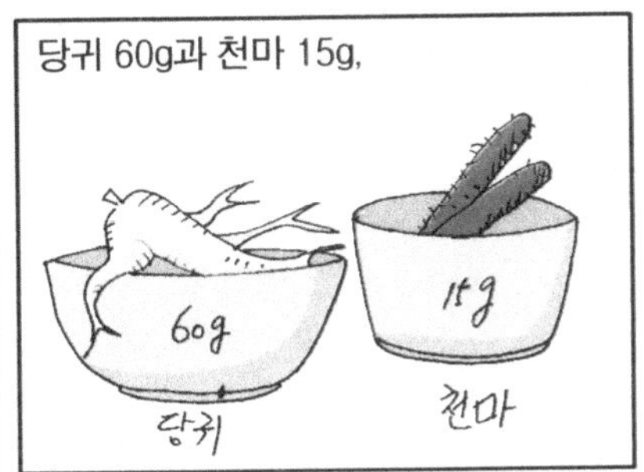

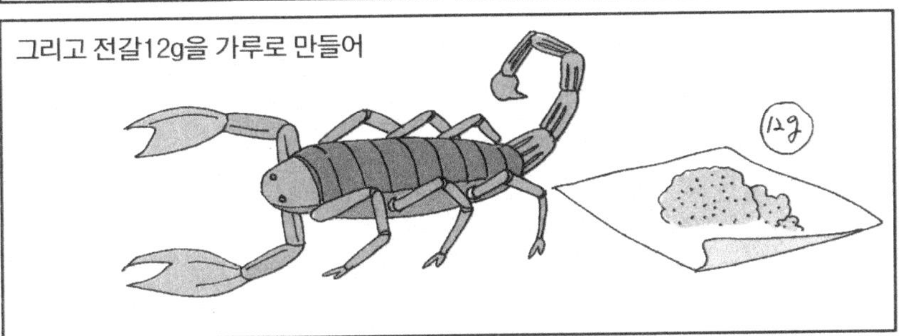

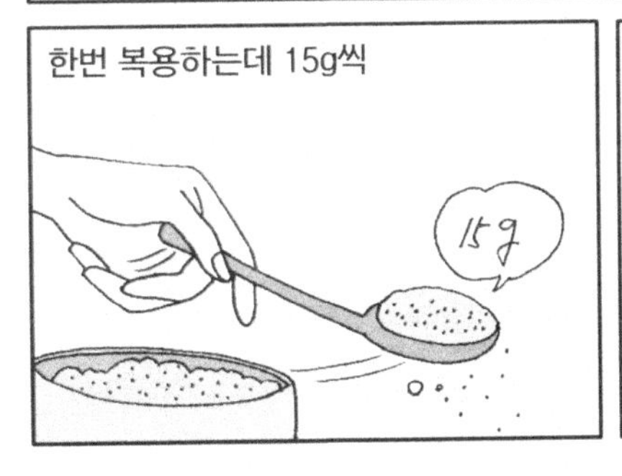

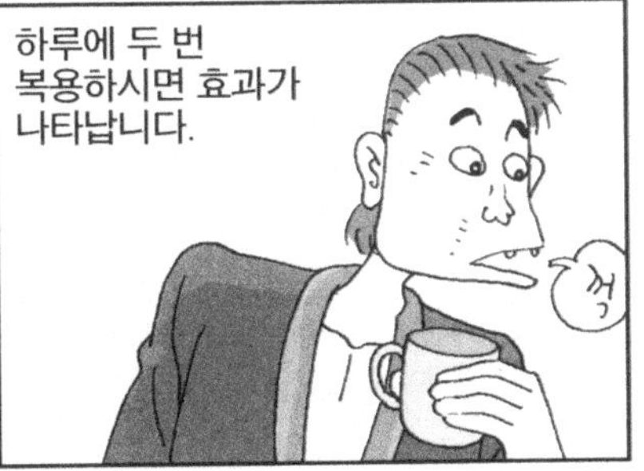

중풍으로 인해 마비, 반신불수에 좋은 닭똥과 검은콩

중풍, 마비, 반신불수에는 닭똥 흰 것과 검은콩을 반반씩 섞어서 누렇게 볶아 그 2배의 소주로 반이 되게 달인 후 짜서 한 컵씩 복용하면 됩니다.

중풍으로 인해 마비, 반신불수에는
퍽

닭똥 흰 것과 검은콩을 반반씩 섞어서
검은콩
흰닭똥

소주
누렇게 볶아내 그 양 두 배의 소주를 붓고

절반이 되게 달인 후에 꼭 짜서
하루에 한 컵씩 복용해 보세요.

그렇게 했더니 이이가 몰라보게 회복이 됐다고요
어- 여보! 배고파!

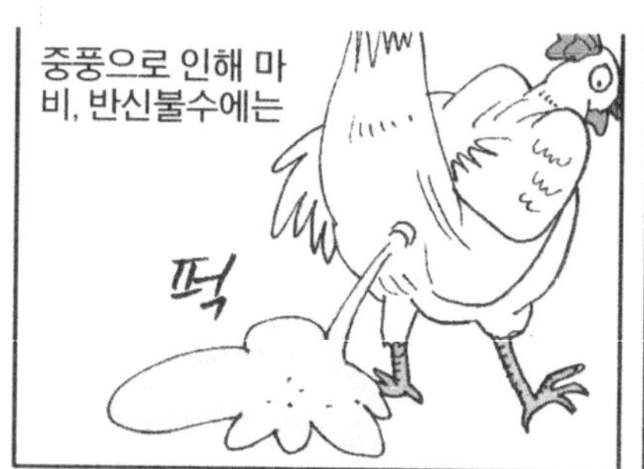

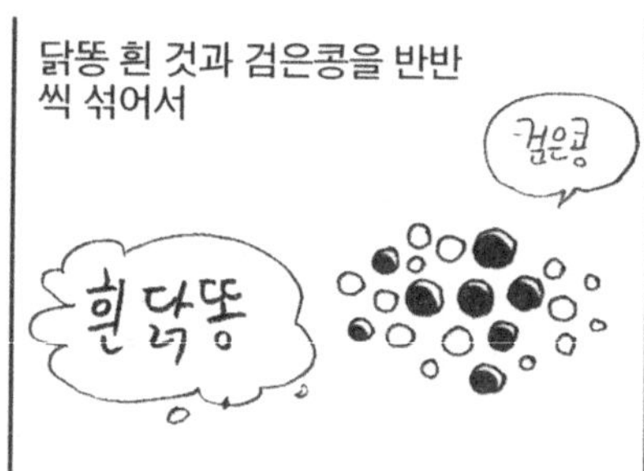

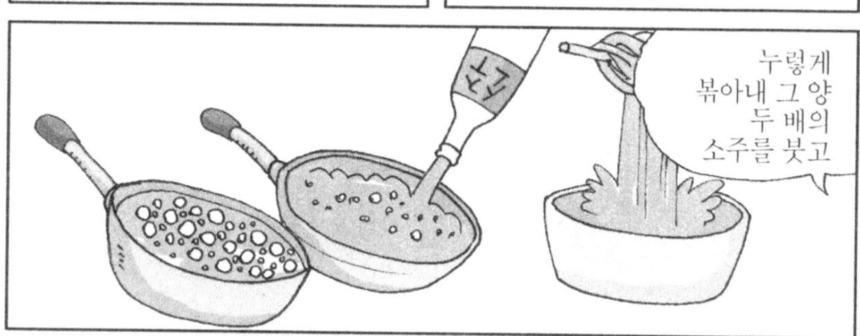

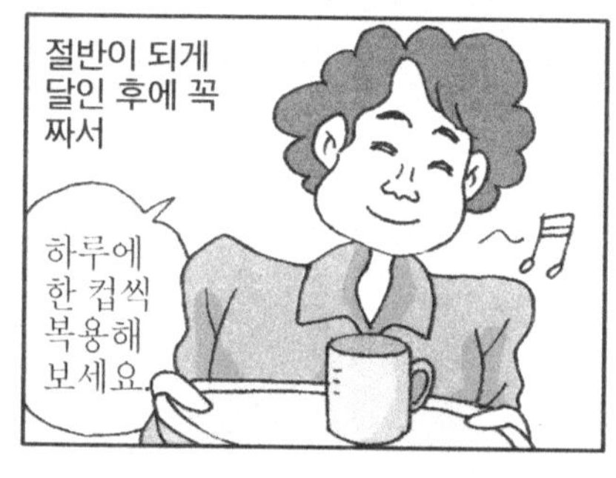

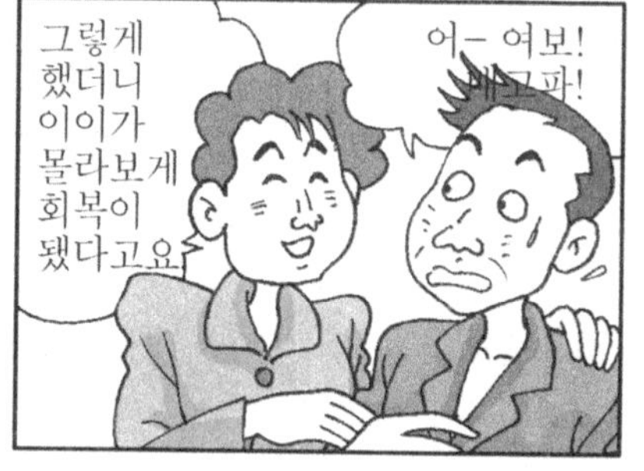

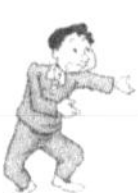

중풍으로 말을 못하는 경우에 좋은 대나무기름

중풍으로 말을 못하는 데는 참대를 한자 길이로 잘라 중간을 불로 태우면 양쪽 끝에서 기름이 흘러 나오는데 이것을 받아 조금씩 복용시키면 됩니다.

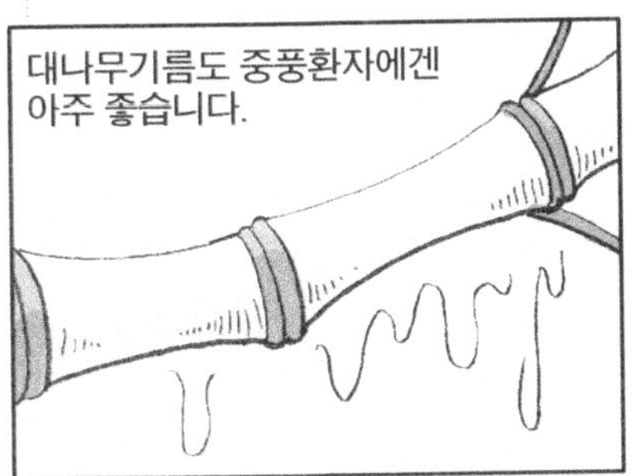

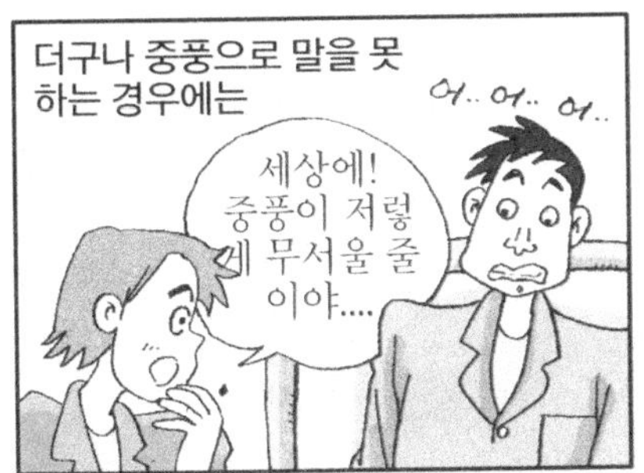

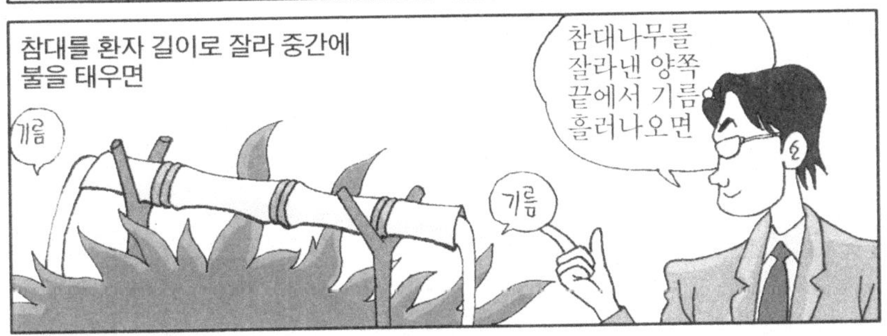

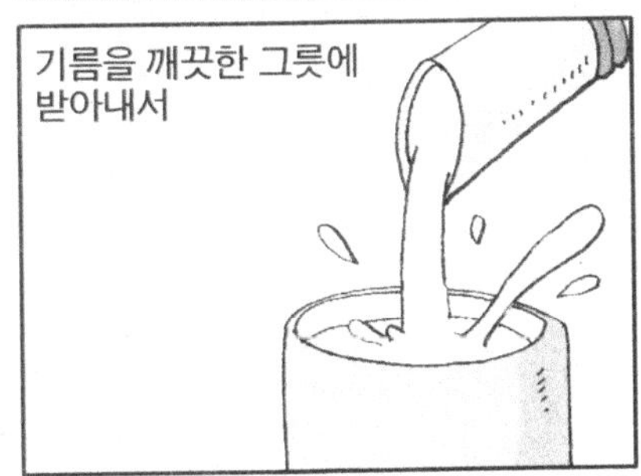

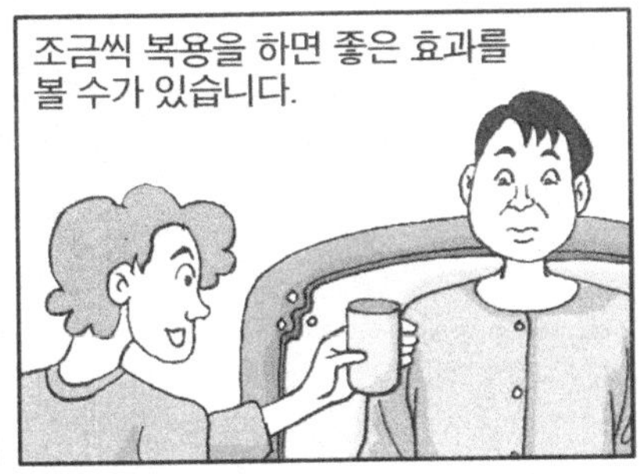

중풍으로 반신불수가 된 환자에게 그 효과가 매우 큰 도인

중풍으로 반신불수가 된 데는 적당한 양의 도인(뾰족한 부분을 떼어버린다)을 술에 며칠간 담가두었다가 말린 다음 쌀 물로 오동씨 크기의 환으로 만들어 한번에 20알씩 하루에 2번 황주와 함께 복용하면 됩니다.

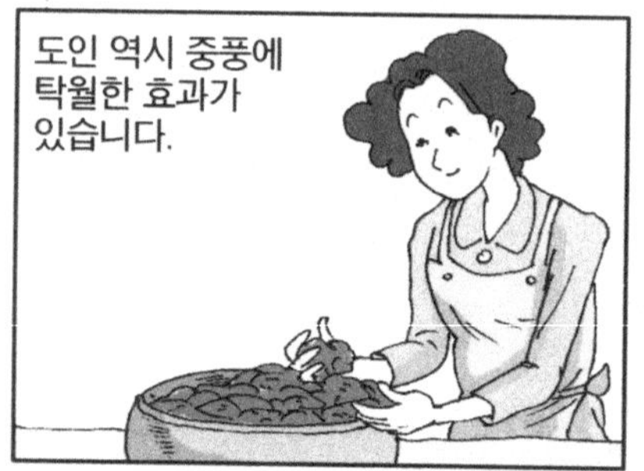

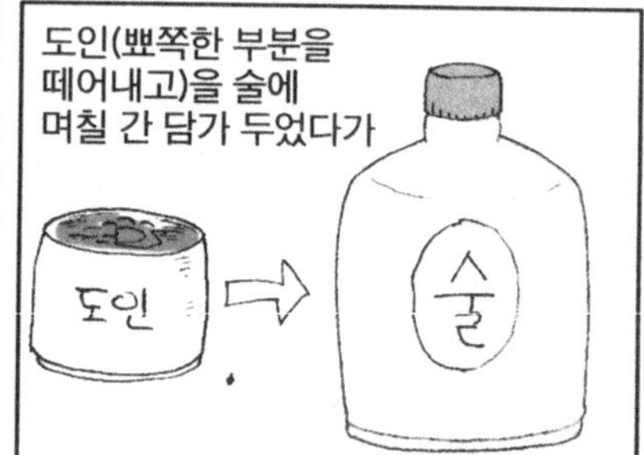

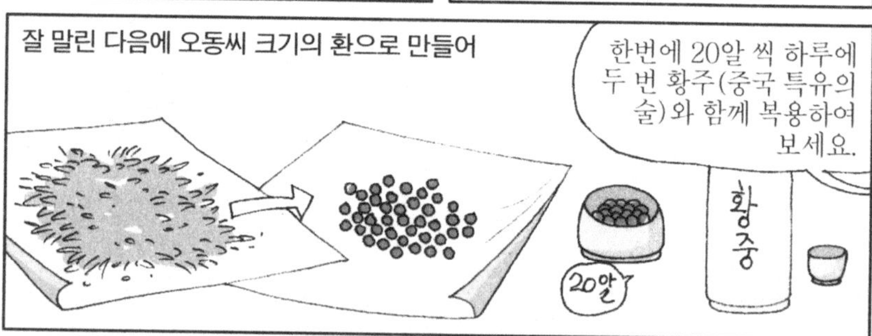

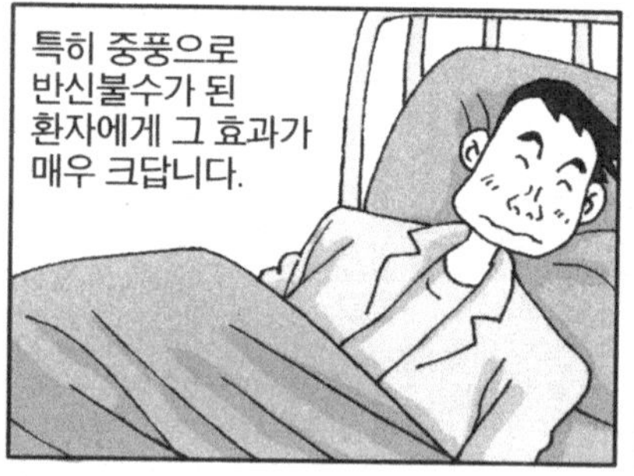

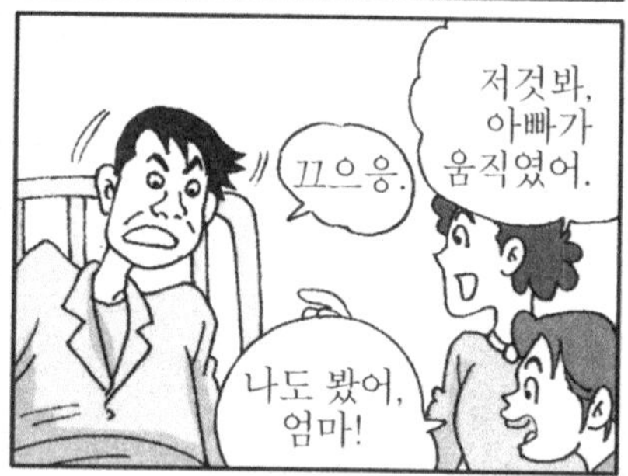

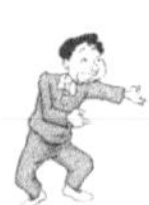

중풍으로 인하여 정신이 혼미한 환자에게 좋은 독활

중풍으로 정신이 혼미할 때는 독활 30g을 술로 달여서 하루에 2번 나누어 복용하면 됩니다.

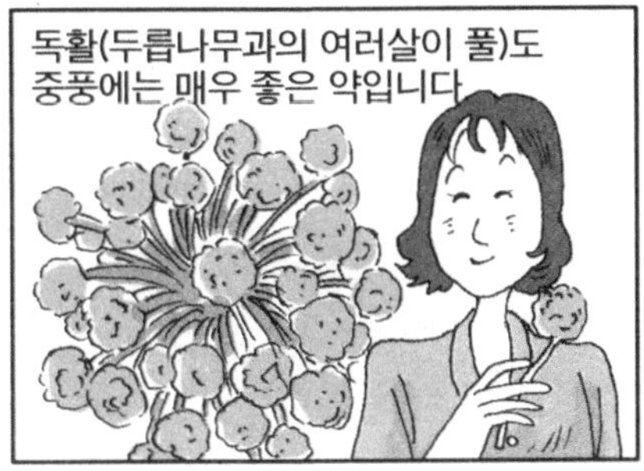

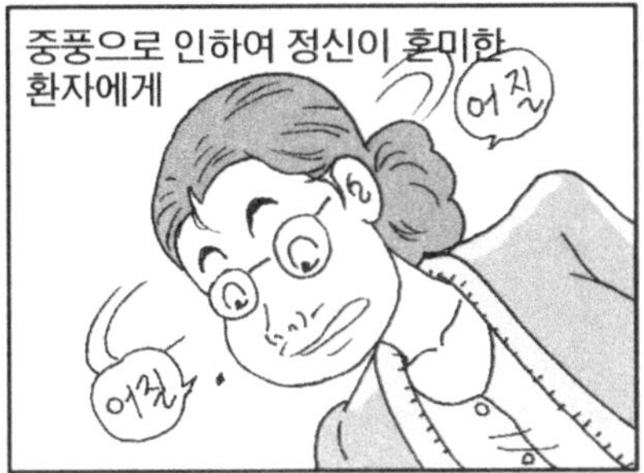

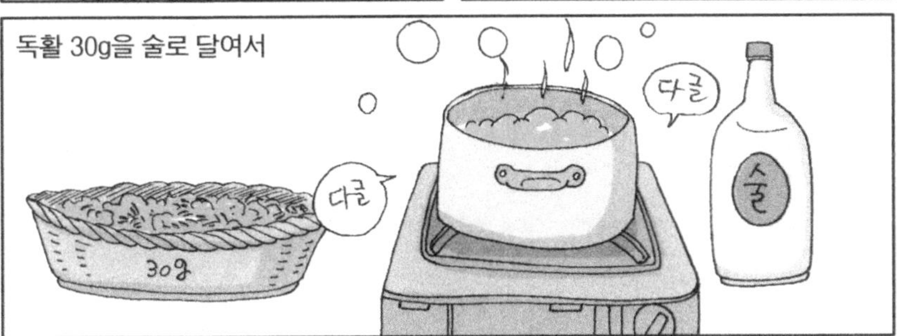

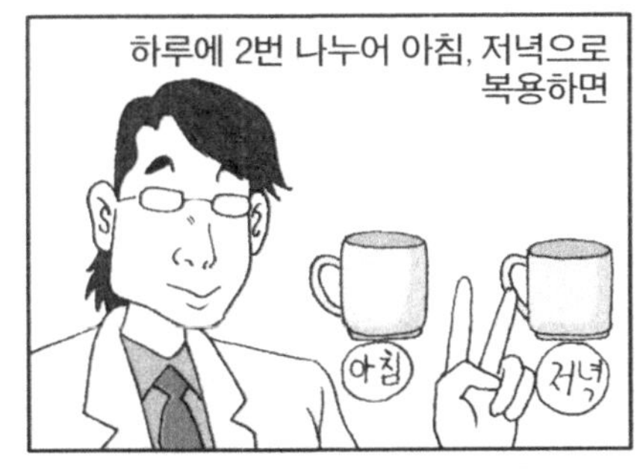

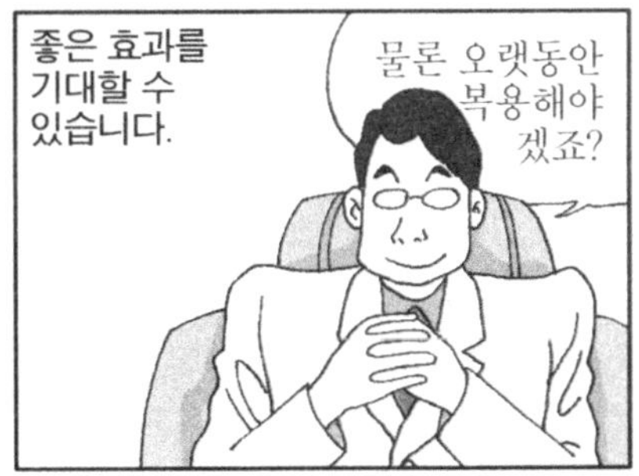

중풍으로 인하여 말을 못하는 환자에게 좋은 약이 되는 마늘

중풍으로 말을 못하면 큰 마늘을 짓찧어 잇몸에 붙이거나 자주 문질러 줍니다. 그러면 말문이 열립니다.

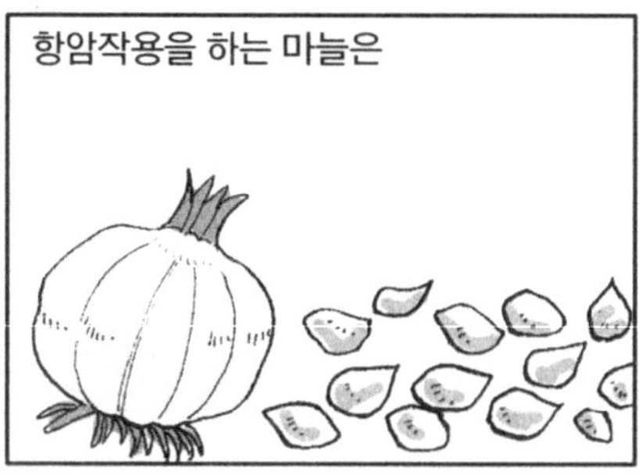

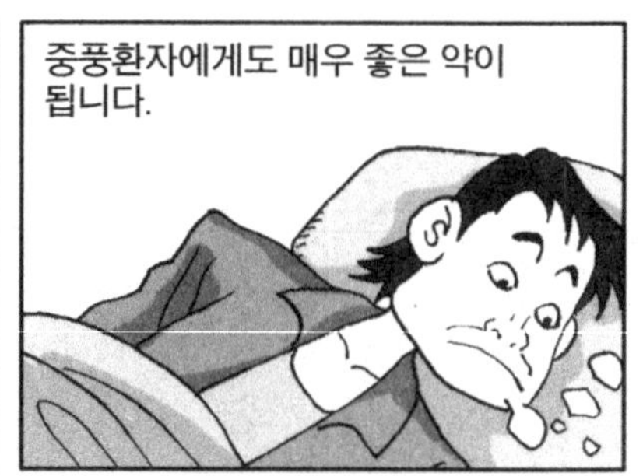

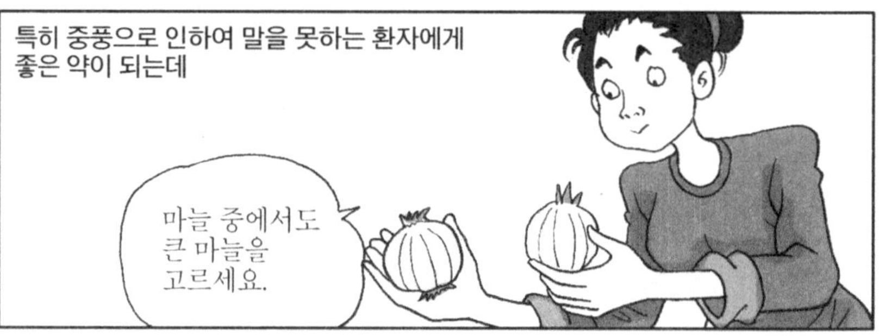

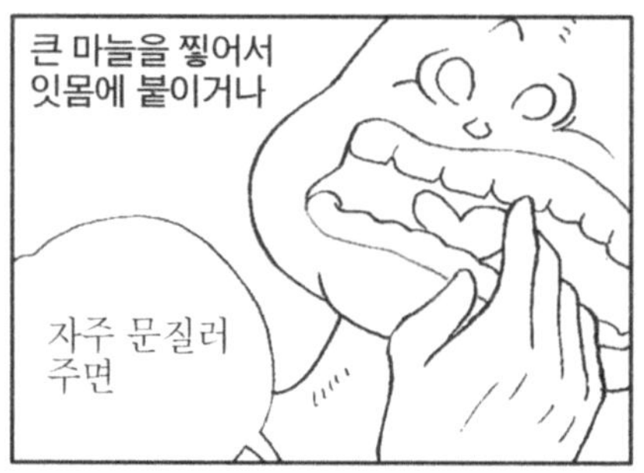

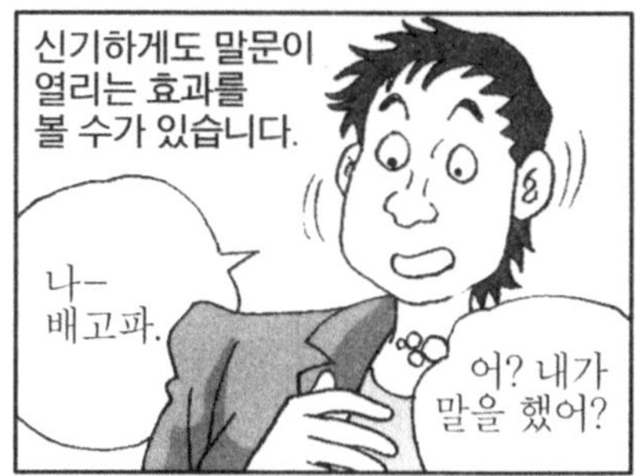

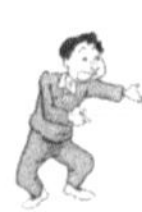

반신불수에 특효약인 목화씨와 유황

목화씨 160g을 볶아 껍질을 버리고 유향 160g, 몰약 160g과 함께 가루로 만든 다음 꿀에 개어 환약 7개를 만들어 매일 1개씩 물에 타서 복용시키면 됩니다. 특히 반신불수에 특효약이기도 합니다.

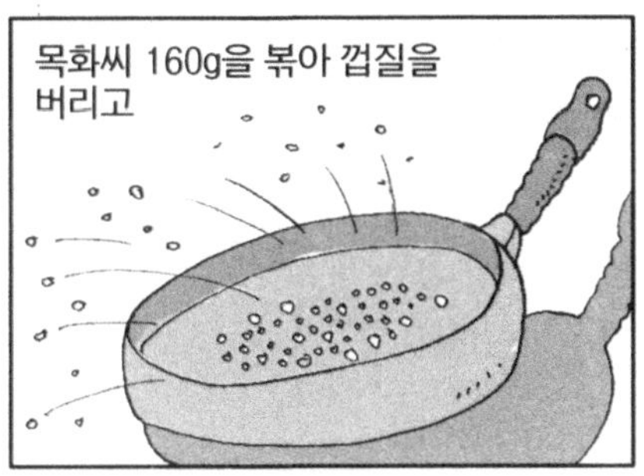

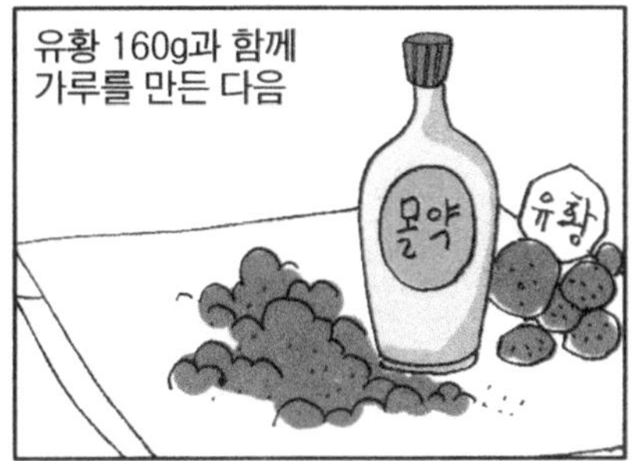

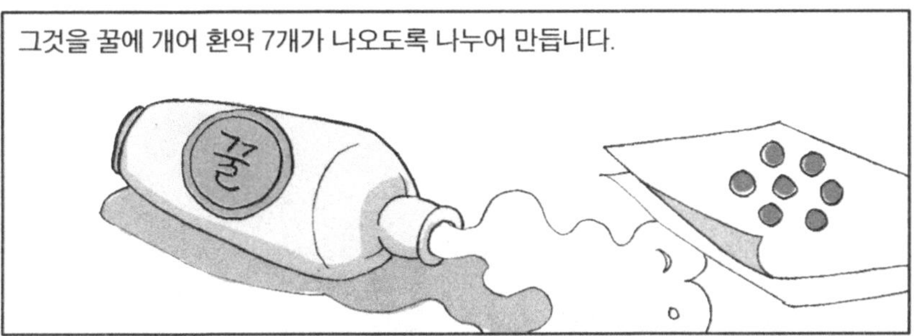

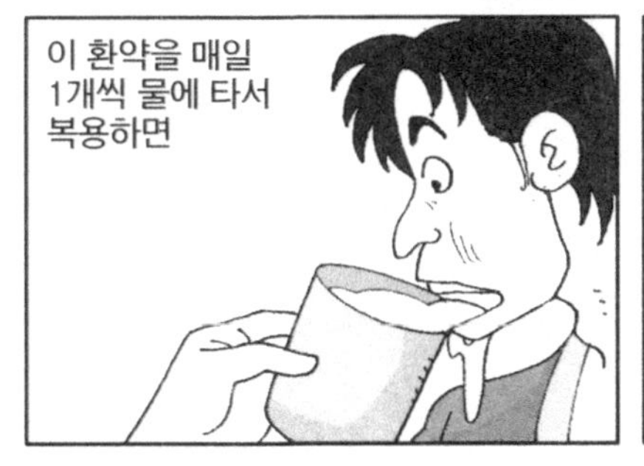

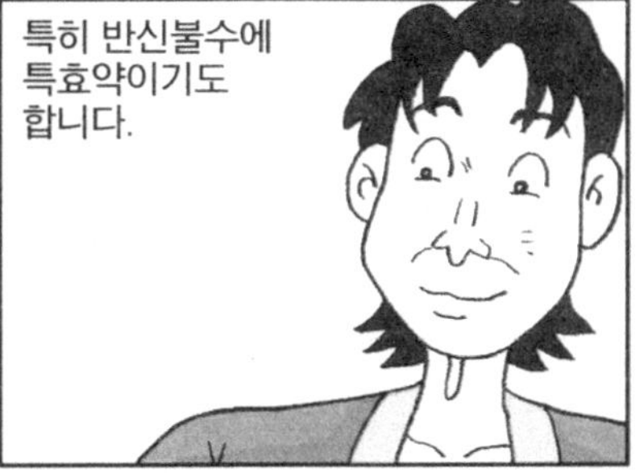

무밥을 먹고 중풍이 낫으면 메밀음식을 절대 먹어서는 안된다.

중풍에 무을 잘게 썰어 살짝 데쳐서 밥에 섞어 그것을 주식으로 먹으면 1년 이내에 낫을 수 있습니다. 그러나 당분간 메밀음식을 먹지 말아야 하는데, 메밀음식을 먹으면 재발할 가능성이 많기 때문입니다.

무밥 역시 중풍에 큰 효과가 있습니다.
福

무를 잘게 썰어 살짝 데쳐서

밥에 섞어 주식으로 매일 먹으면
1년 이내에 중풍이 나을 수 있다고 합니다.

주의해야 할 것은 무밥을 먹고 중풍이 낫으면
메밀

메밀음식을 절대 먹어서는 안됩니다. 메밀음식을 먹으면 재발할 가능성이 많기 때문입니다.

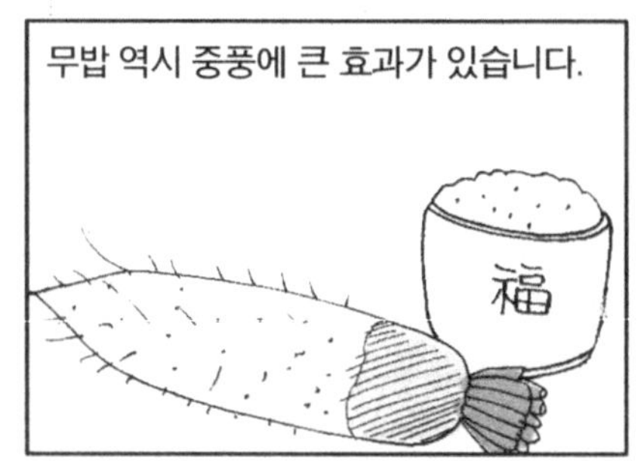

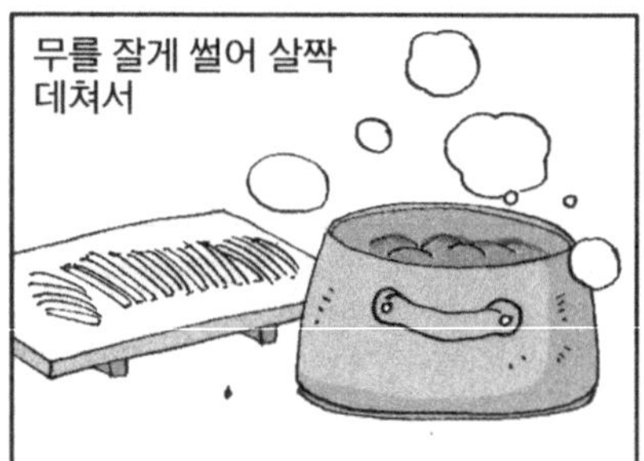

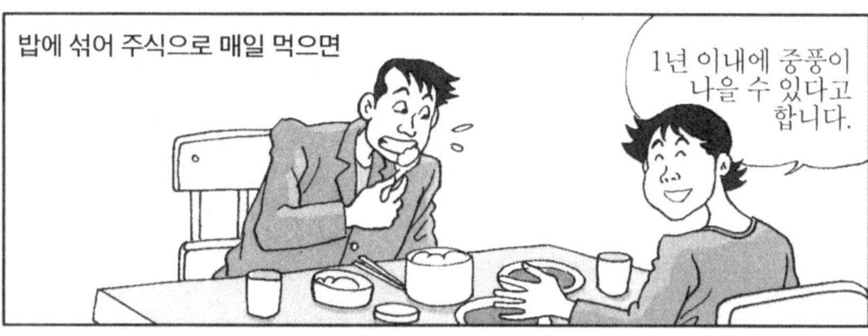

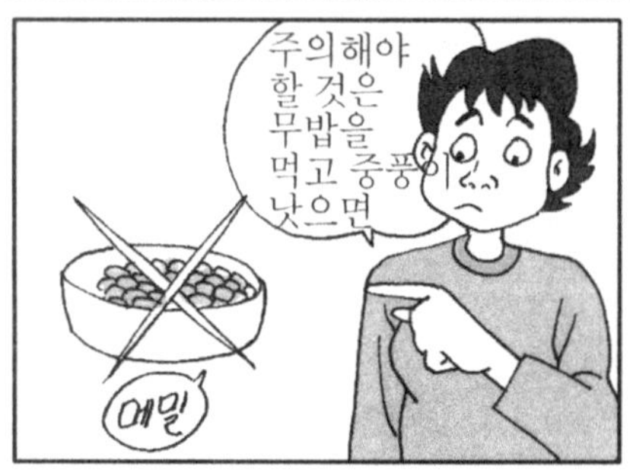

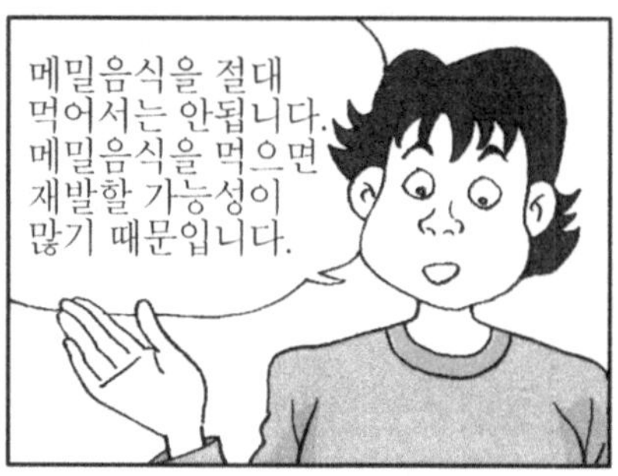

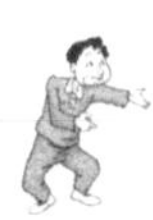

중풍으로 인하여 목이 쉬고 말을 못하고 열이 나는 증상이 나타날 때는 박하 즙

먹는 방법은 박하 즙을 내어 한번에 10~15㎖씩 하루 3번 끼니사이에 먹거나 가루로 만들어 한번에 10~15g씩 하루 3번 물에 달여서 복용하면 됩니다. 중풍으로 목이 쉬고 말을 못하며 열이 나고 번조한 증상에 사용하면 좋습니다.

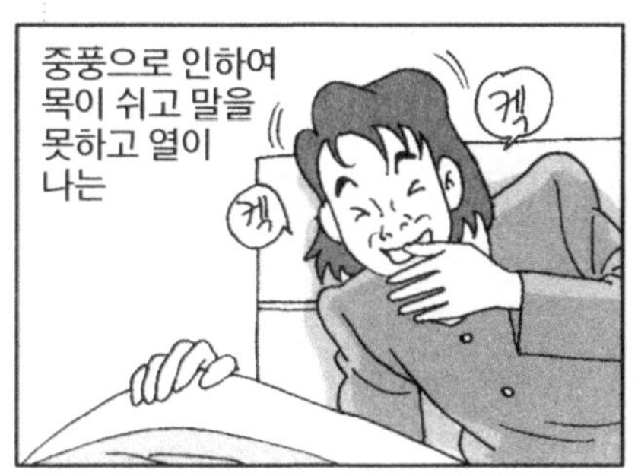

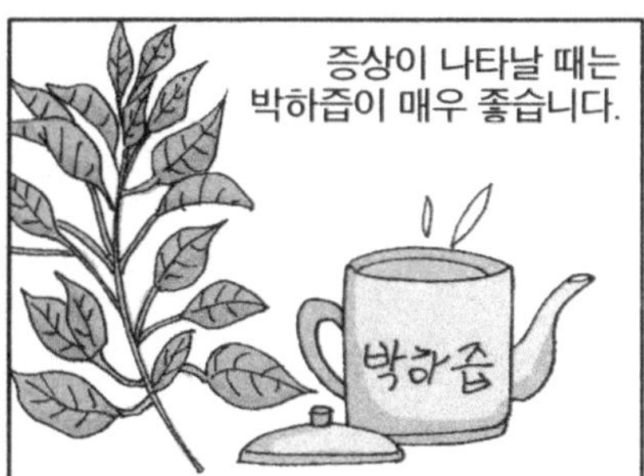

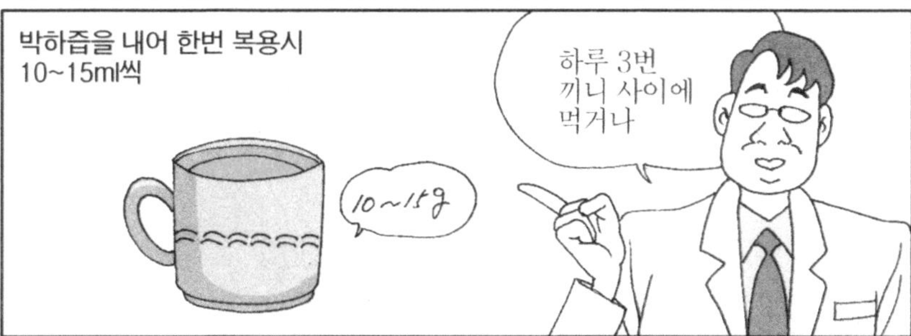

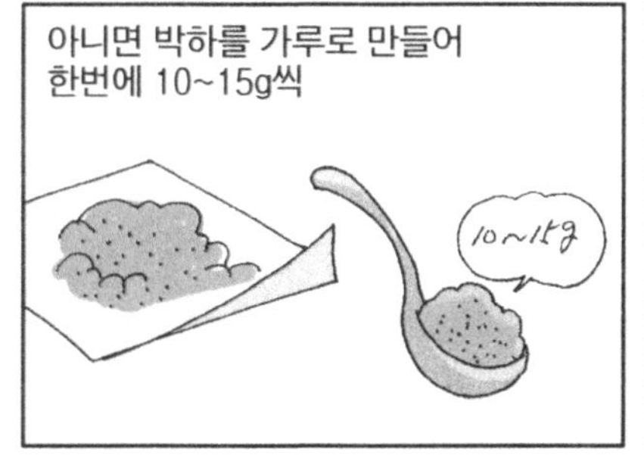

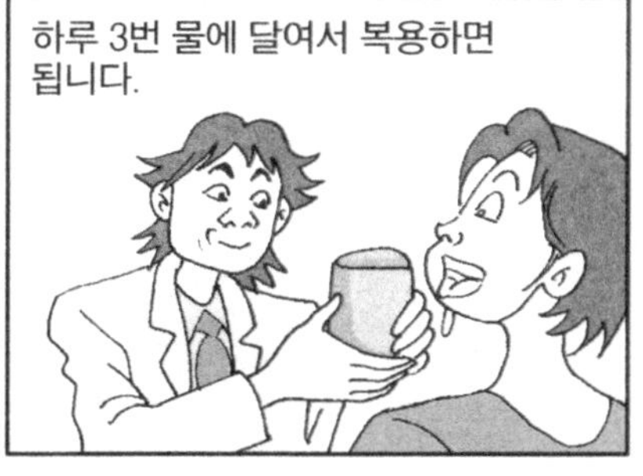

중풍으로 인하여 다리를 못쓸 때 좋은 마른 밤

중풍으로 다리를 못 쓸 때는 매일 식전 아침에 양쪽이 납작한 밤2개를 누운 자세로 천천히 씹어서 물이 되면 배꼽 밑으로 넣는 기분으로 삼키게 하면 됩니다.

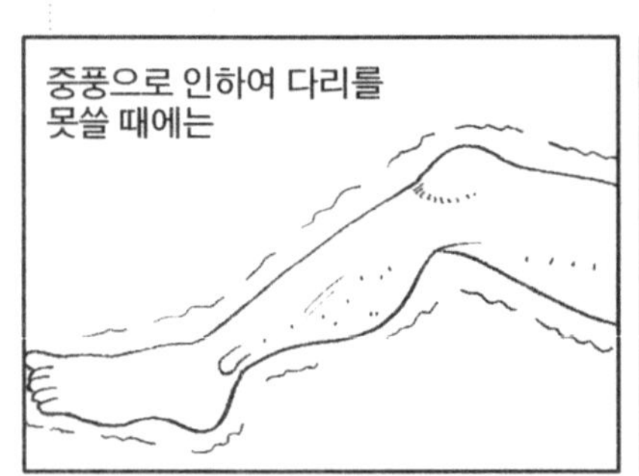

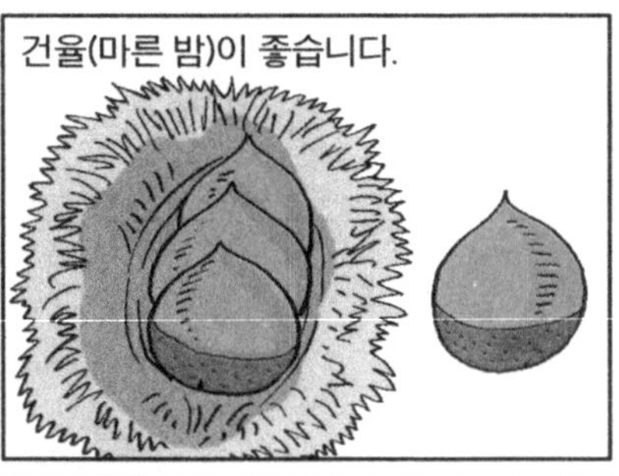

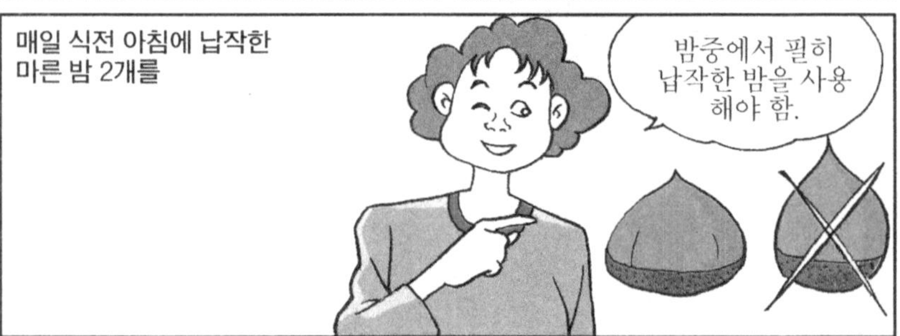

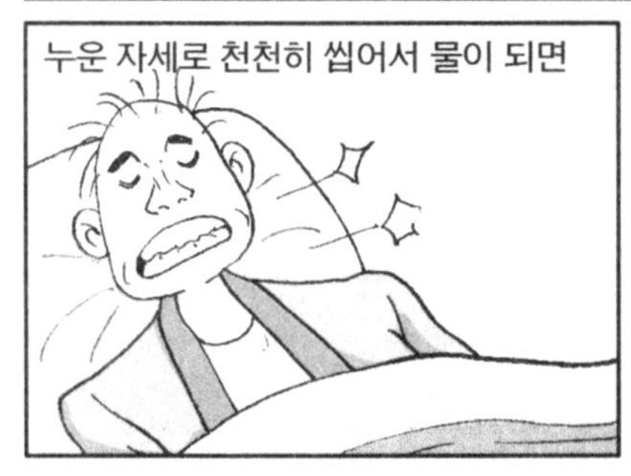

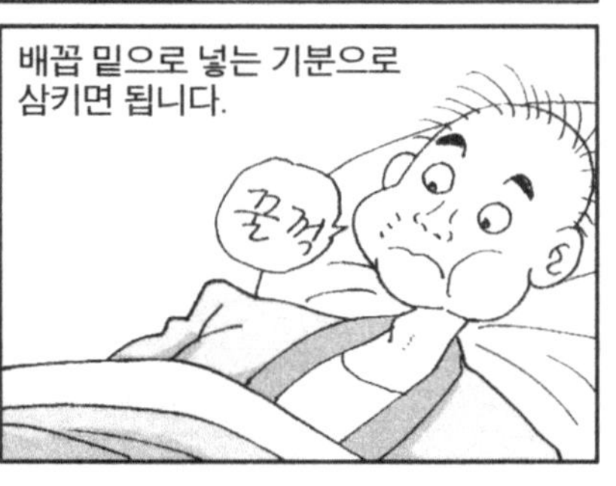

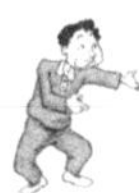

장기복용 하시면 중풍에 뚜렷한 효과를 볼 수가 있는 방풍

방풍뿌리 한줌을 540㎖의 물에 넣어 반이 될 때까지 달여서 하루에 모두 복용하면 됩니다. 이렇게 오래 동안 계속하면 효험이 뚜렷하게 나타납니다. 이 약은 중풍뿐만 아니라 감기와 두통에도 사용됩니다.

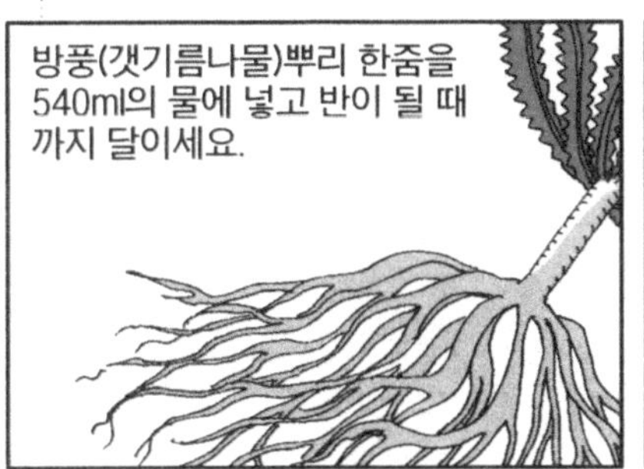

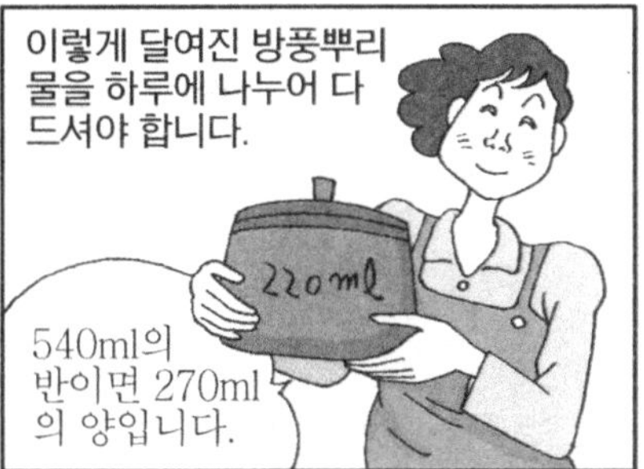

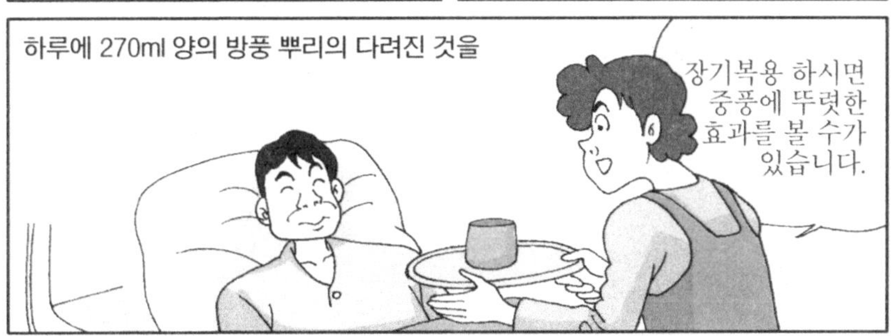

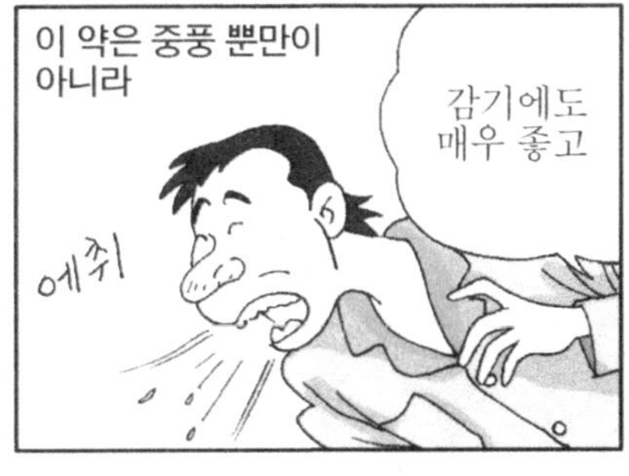

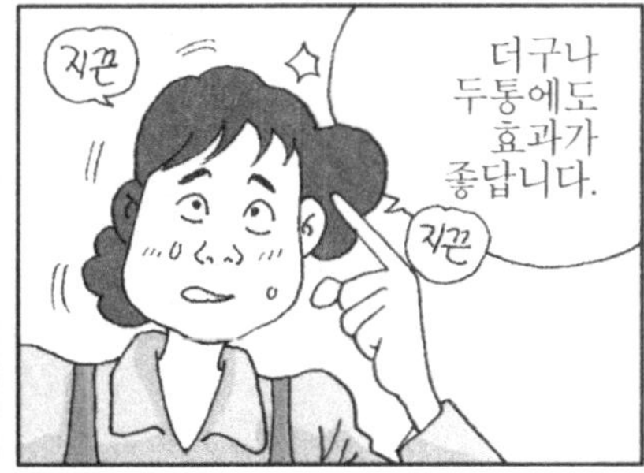

마비된 얼굴중풍에 좋은 효과가 있는 방법

제조방법과 사용방법은 방풍, 백금, 강잠 각 8g을 가루로 만든 후 생강즙에 개어서 고약처럼 만들어 비뚤어진 쪽의 반대쪽 얼굴에 헝겊에 발라서 붙이면 됩니다.

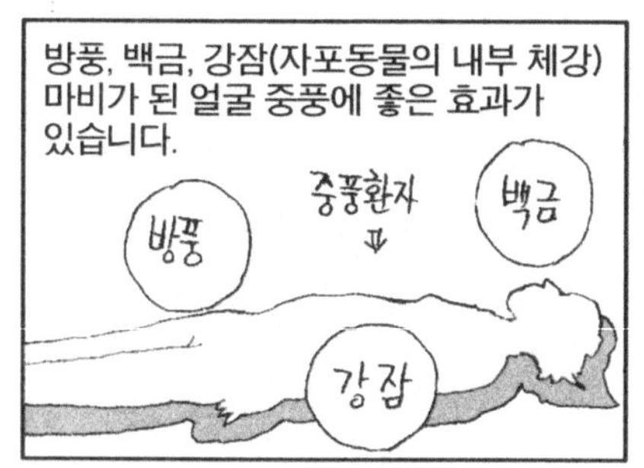

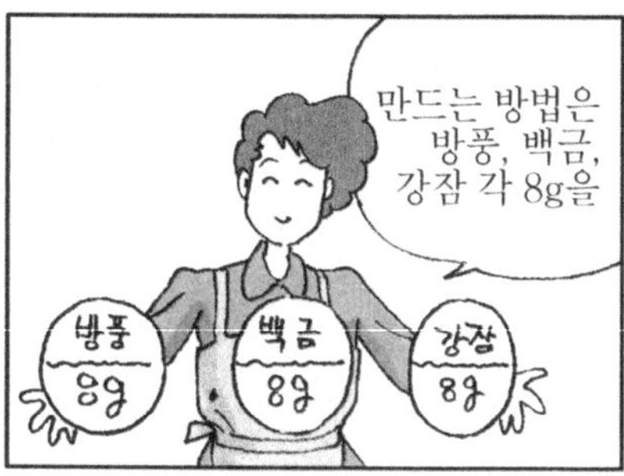

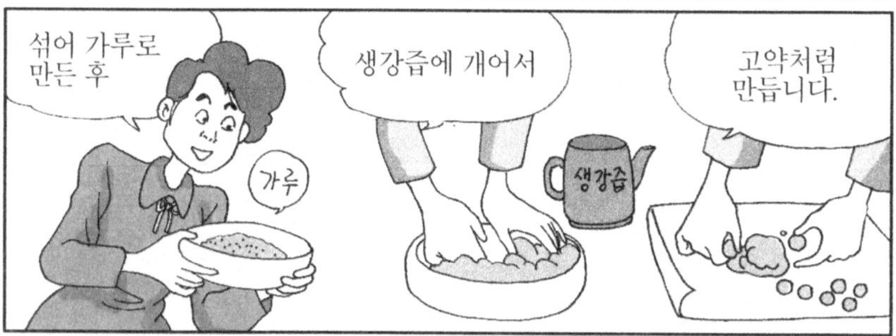

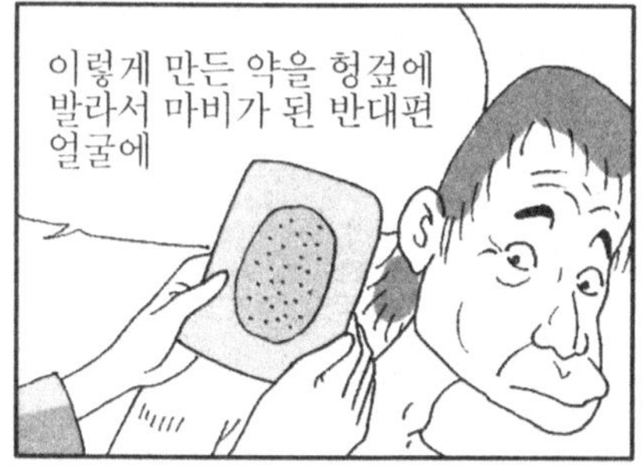

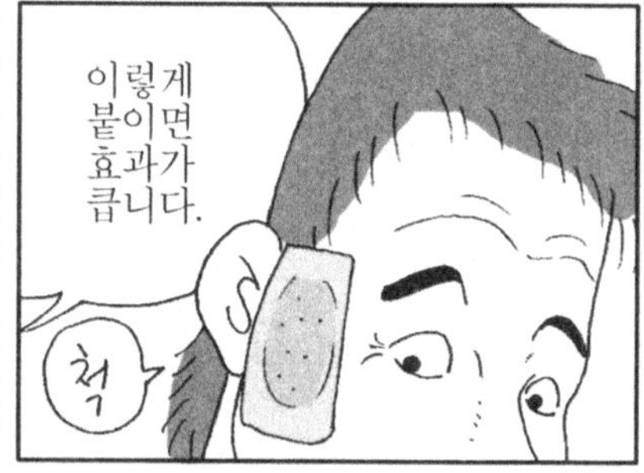

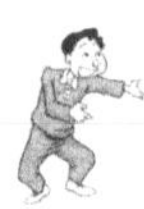

중풍으로 인하여 목이 쉬어 말을 못하며 가슴이 답답할 때에 효과가 큰 배

먹는 방법은 배 즙을 내어 한번에 150~200㎖씩 하루 3번 빈속에 복용하면 됩니다. 중풍으로 목이 쉬어 말을 못하며 가슴이 답답할 때 사용하면 좋습니다.

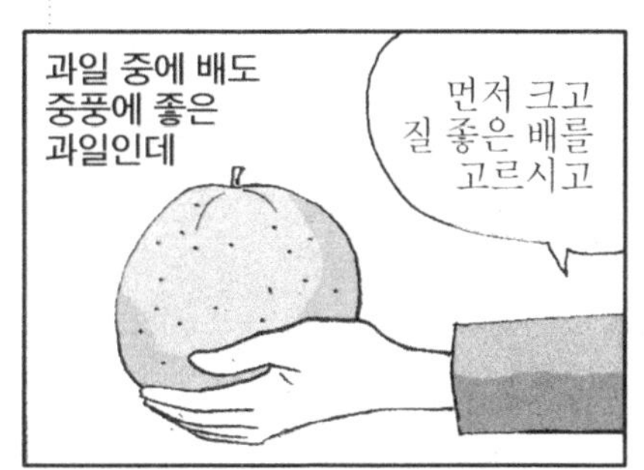

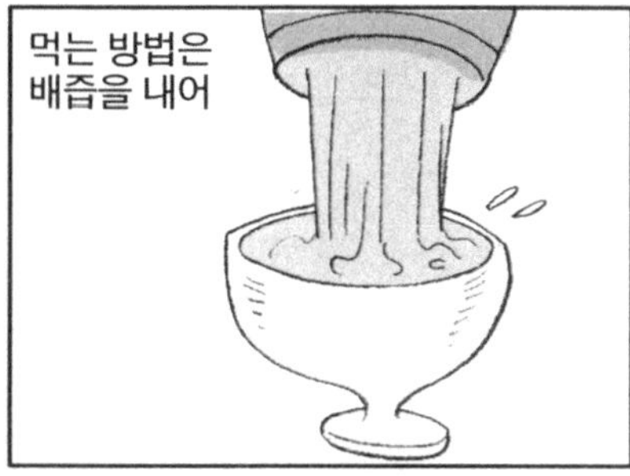

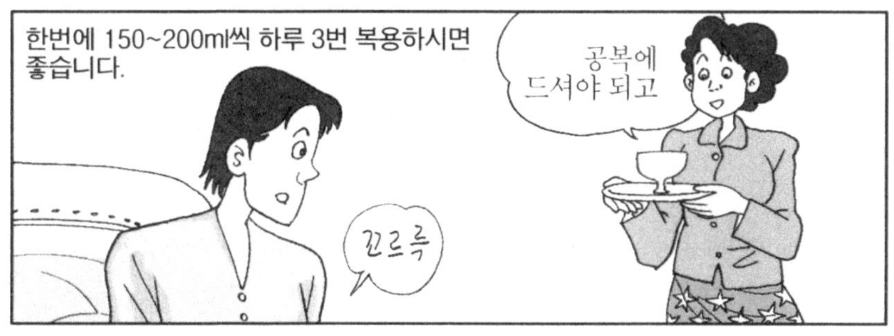

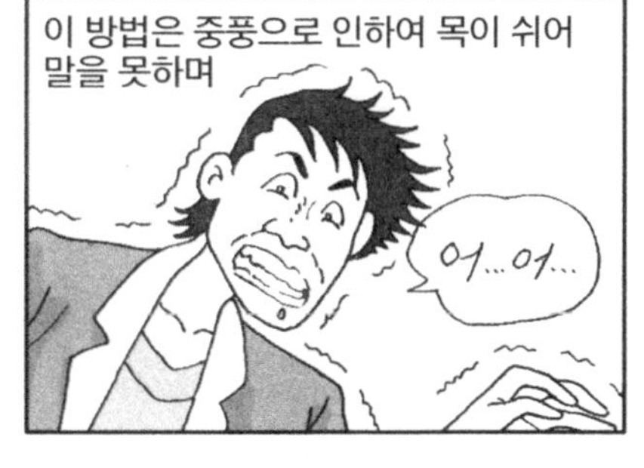

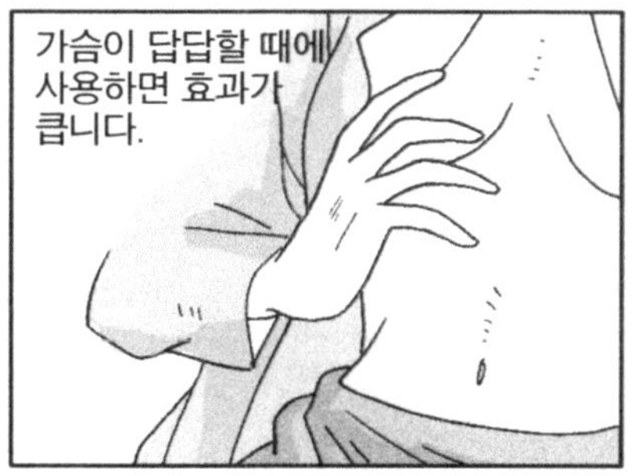

모든 풍병, 그리고 어린이의 경풍에도 좋은 백강잠

먹는 방법은 백강잠 7마리를 가루로 만들어 한번에 6~8g씩 하루 3번 술에 타서 빈 속에 복용하면 됩니다. 중풍으로 말을 못하거나, 모든 풍병 또는 어린이의 경풍에 사용하면 좋습니다. 이 밖에 음낭소양증과 대하에도 사용할 수 있습니다.

백강잠(백강병으로 죽은 누에)
7마리를 준비하시고
+6

그것을 가루로 만듭니다.

백강잠 가루 6~8g씩 술에 타서 복용하시면
되는데
6~8g
술
1일 3회
공복에
먹어야
합니다.

이 방법은 중풍으로
인하여 말을 못하는데도
좋고
이응애~
모든 풍병,
그리고
어린이의
경풍에도
좋습니다.

또한 음낭소양증과
대하에도 사용할 수
있는
약입니다.

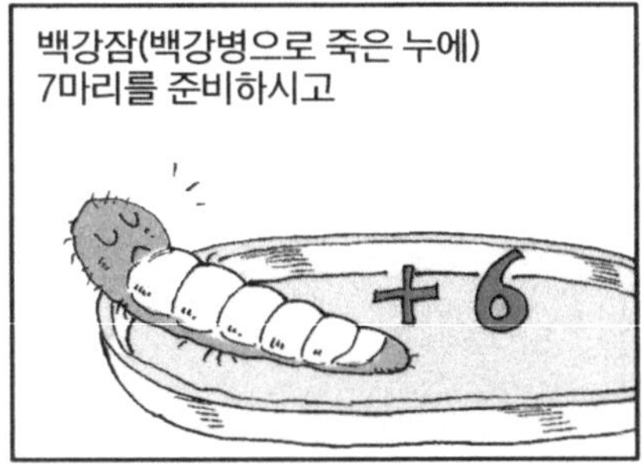

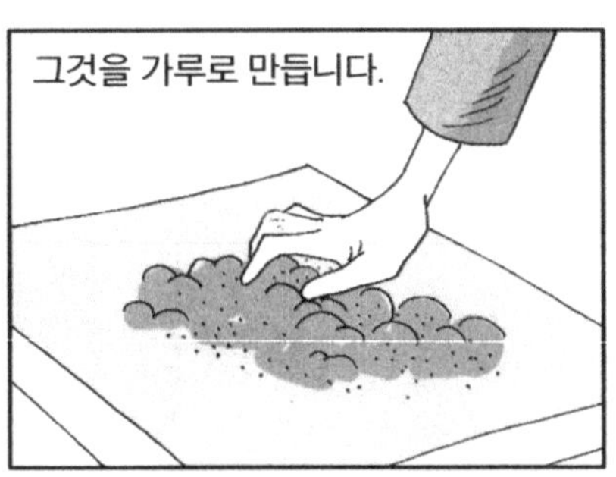

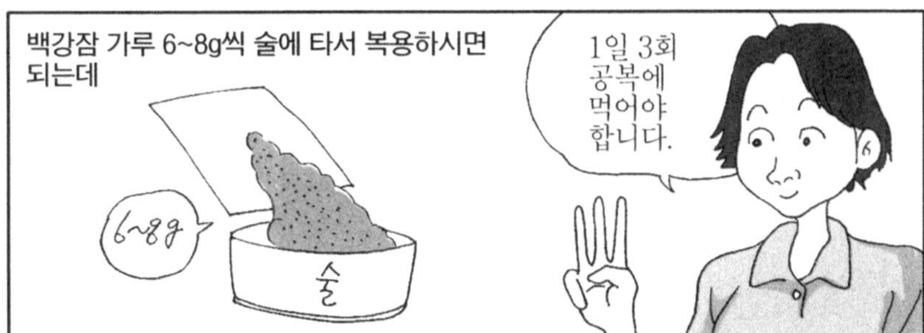

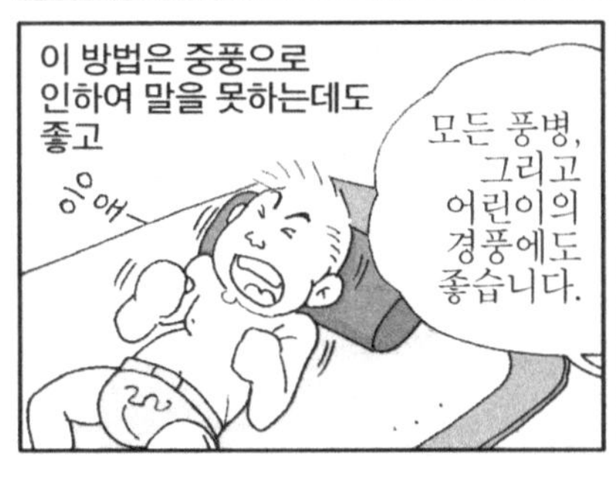

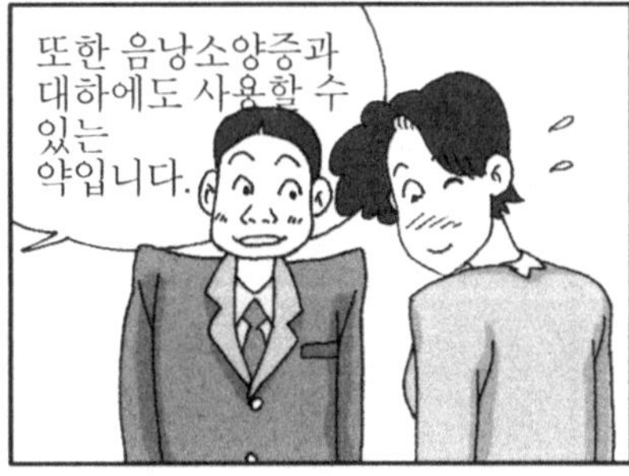

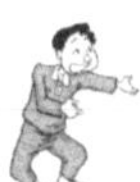

중풍으로 인하여 혀가 뻣뻣하게 굳을 때에 좋은 백반과 계심

혀가 뻣뻣하게 굳어 백약이 무효일 때는 같은 양의 백반과 계심을 함께 가루로 만들어 혀 밑에 넣으면 됩니다.

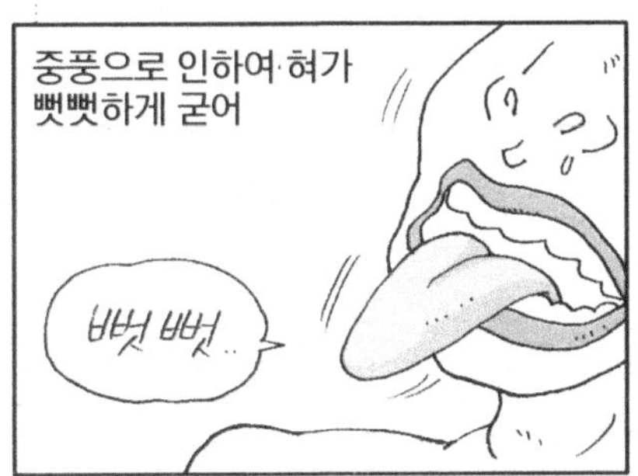

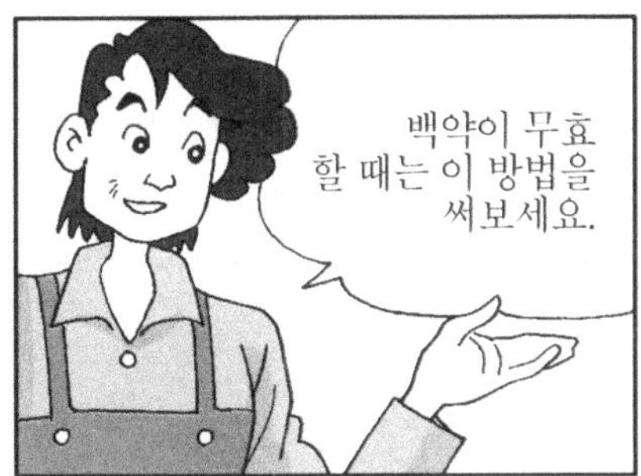

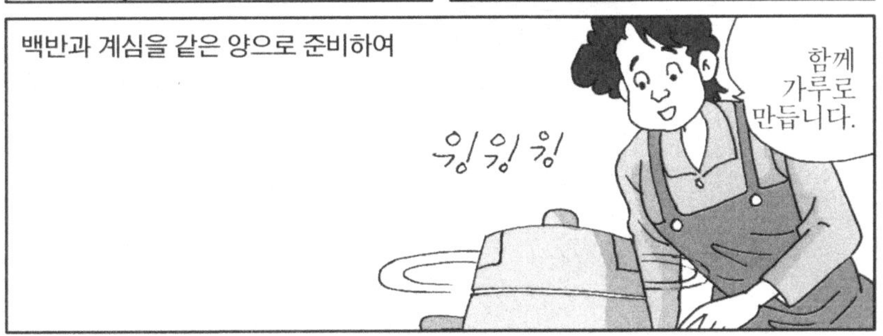

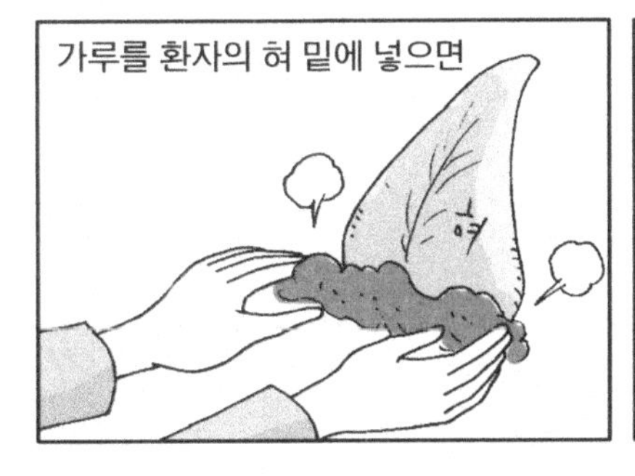

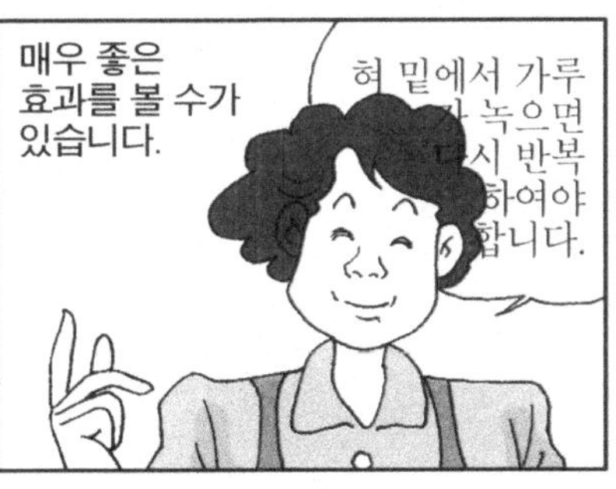

중풍으로 가래가 많이 생길 때 좋은 백반과 꿀

중풍으로 가래가 끓는 증세에 백반 40g을 물 한 사발에 넣어서 반이 되도록 끓인 다음 꿀 20g을 넣고 다시 끓여 복용키면 됩니다. 복용 즉시 토하면 낫는데 토하지 않으면 반복으로 먹입니다.

중풍으로 가래가
많이 생기는
증세에는
거럭..
거럭..

백반40g을 물
한 대접에 넣어 반이
되도록 끓인 다음
40g
백반
20g

꿀 20g을 넣고 다시 끓여 복용하면 됩니다.
꿀
20g

복용 즉시 토하게 되면 낫게 되는데
우웩

토하지 않으면 반복적으로 먹으면
됩니다.

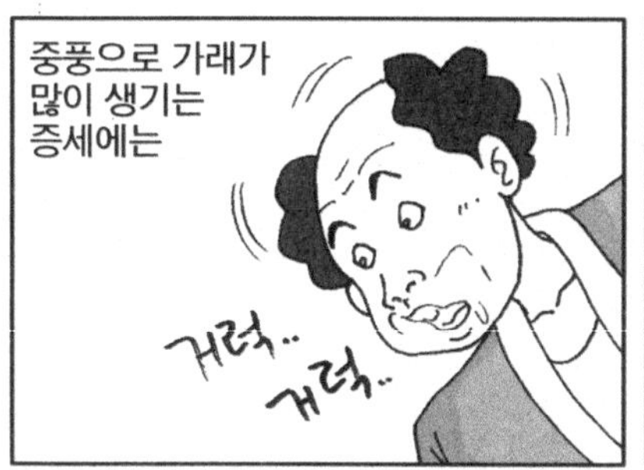

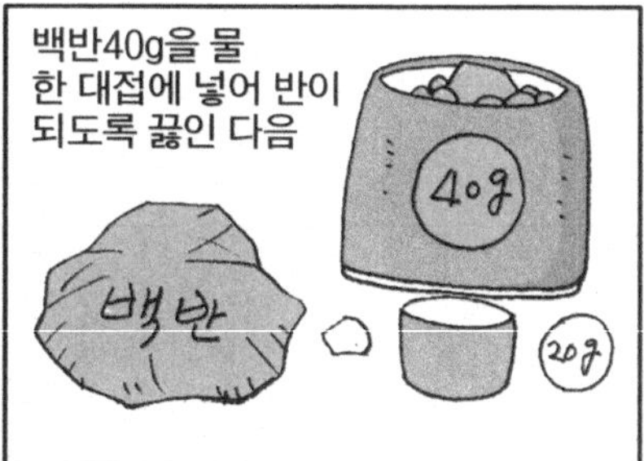

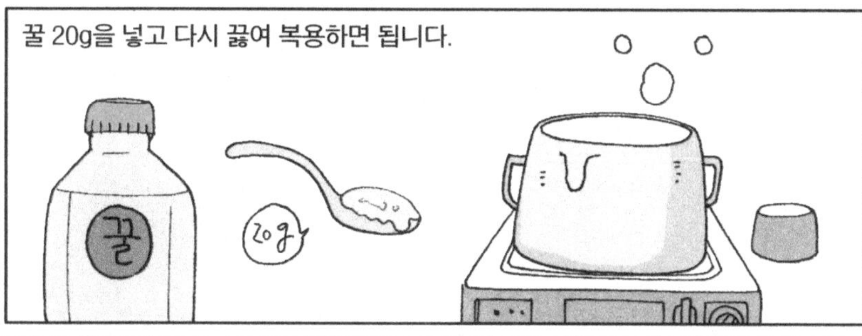

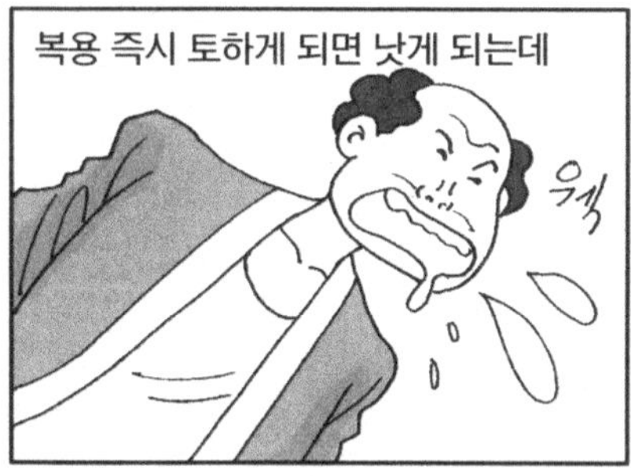

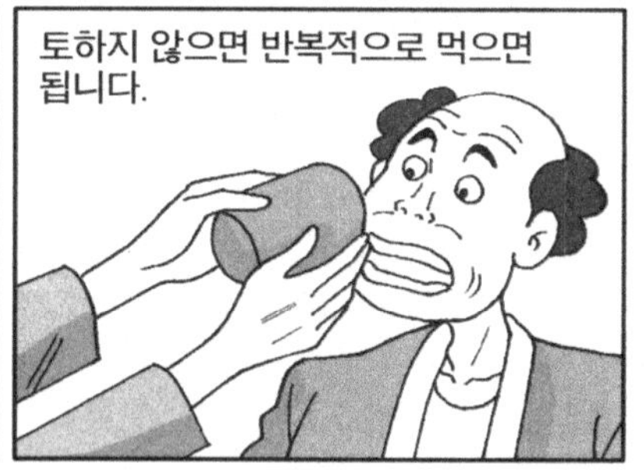

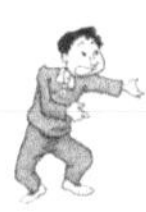

중풍으로 인하여 말을 못하고 인사불성때 좋은 백반가루

중풍으로 말을 못하고 인사불성일 때 풍담을 토하고자 할 때는 백반가루 70g을 2.7ℓ의 생강 끓인 물에 넣어 짠 다음 3번에 걸쳐 나누어 조금씩 복용시키면 됩니다.

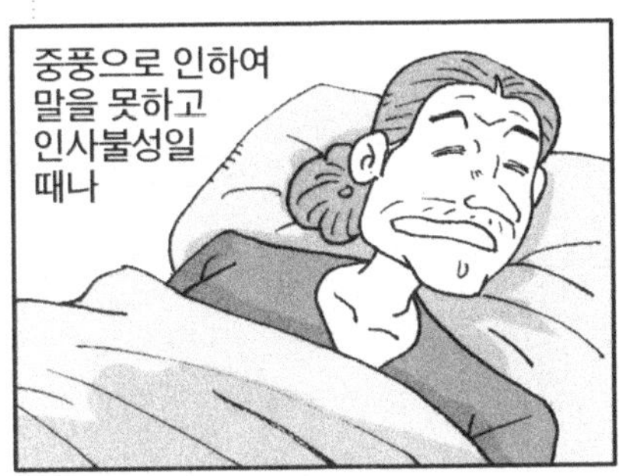

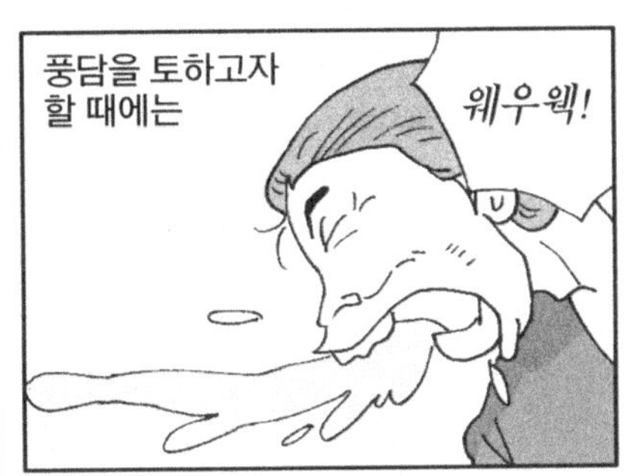

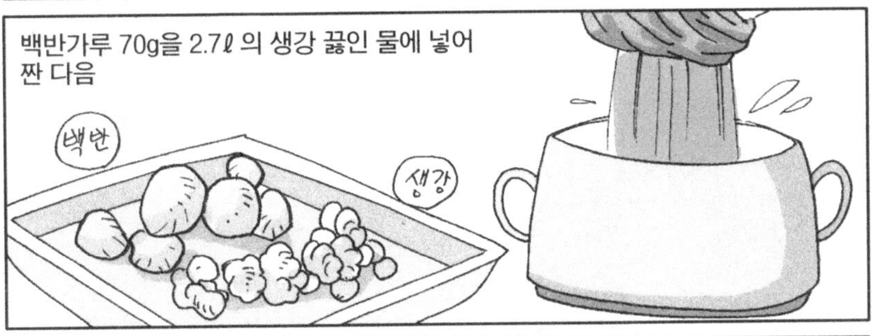

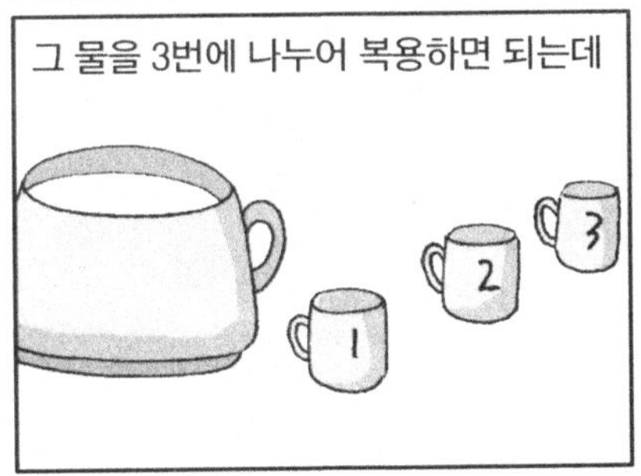

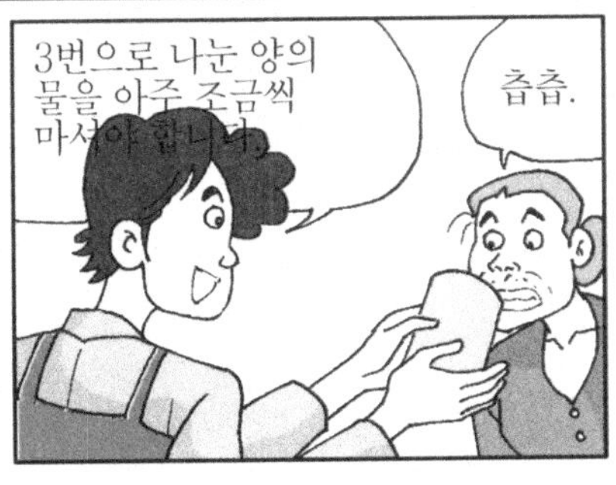

목에서 가래가 있고 기관지가 막힌 경우에 좋은 백반과 아조각

중풍으로 목에서 가래가 끓고 기관지가 막힌 경우에는 백반 40g과 아조각 10g을 함께 섞어 가루로 만든 후 약 4g씩 더운물로 먹입니다. 이때 막힌 가래가 나오면 곧바로 중지하면 됩니다.

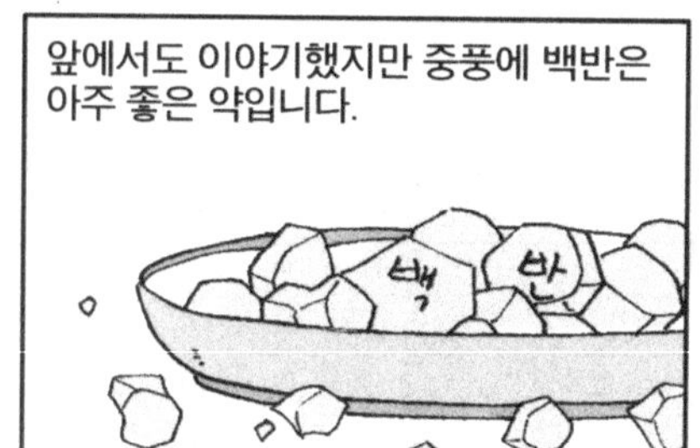

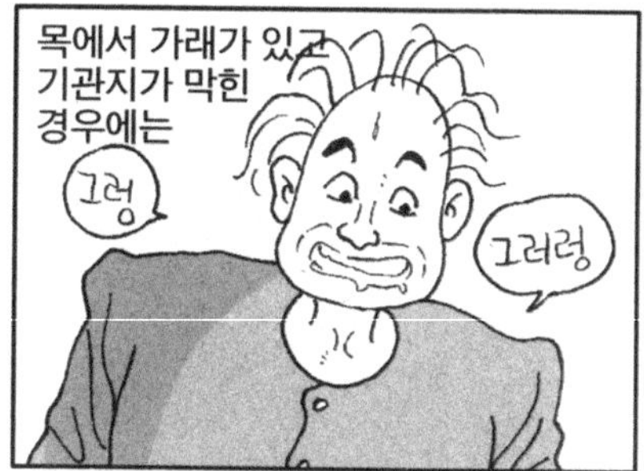

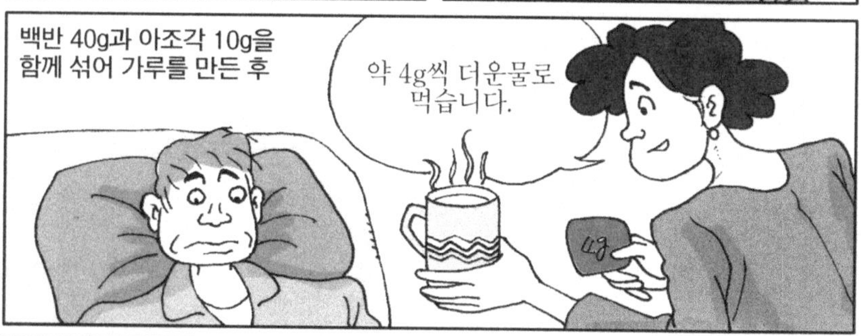

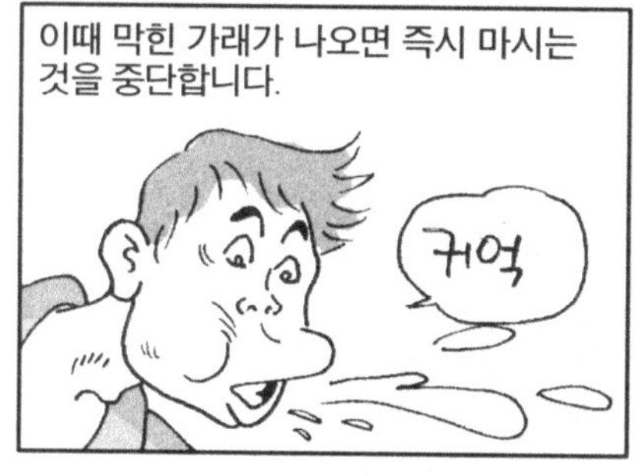

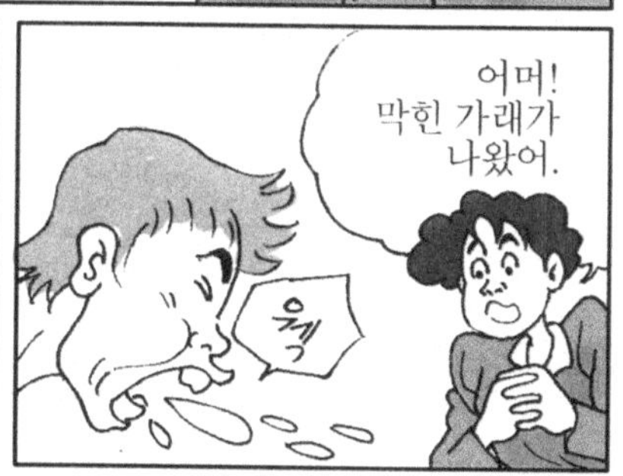

중풍으로 인하여 입을 벌리지 못하고 침을 흘리며 인사불성일 때 좋은 백반과 소금, 배

중풍으로 갑자기 입을 꼭 다문 채 침을 흘리며 인사불성일 때에는 백반과 소금을 반반 섞어 가루로 만들어 이빨에 문지르면 입을 벌리게 됩니다. 그리고 배를 갈아 즙을 내서 복용케 하면 됩니다.

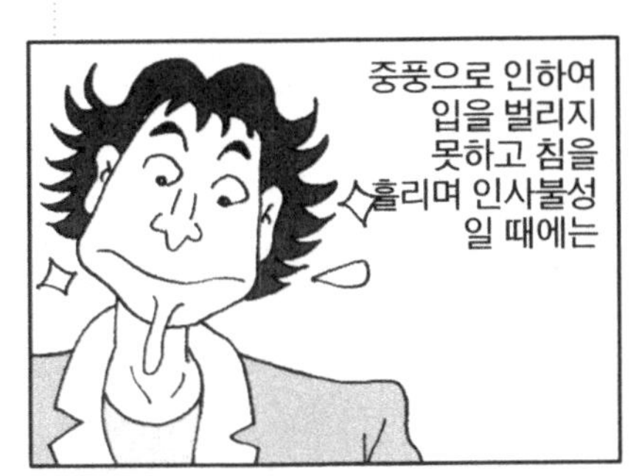

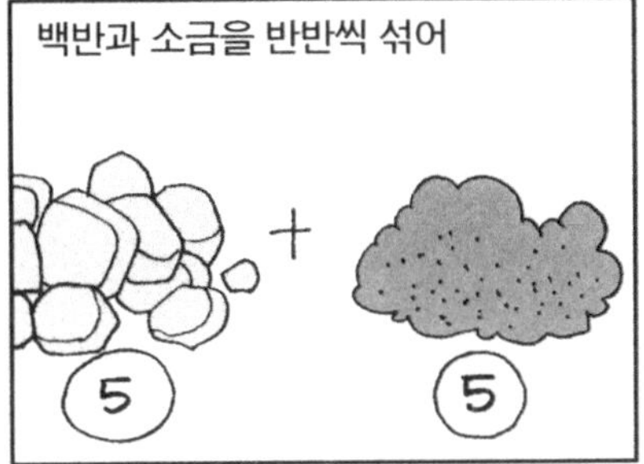

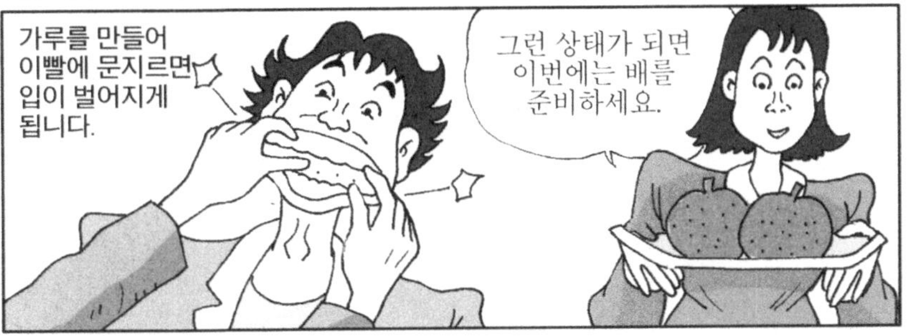

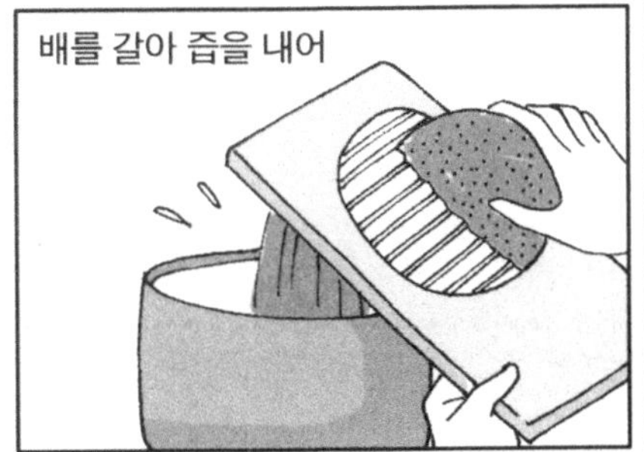

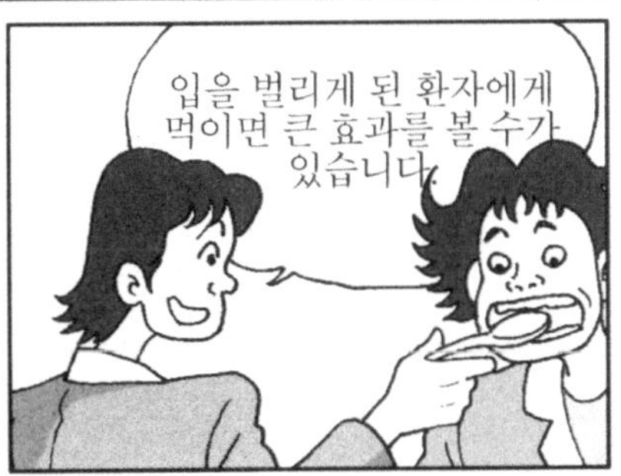

심한 중풍에 걸려 말을 못하는 경우에 좋은 백반과 참기름

중풍으로 말을 못하는 데는 백반 40g을 가루로 만들어 참기름 120g에 섞은 다음 빨리 휘저어 환자의 입 속에 주입시키면 됩니다. 그러면 몇 분 이내에 가래가 나오면서 말을 하게 됩니다.

중풍에 걸리면 심한 경우 말을 못하는 경우가 많습니다.
이럴 경우는 백반 40g을 가루로 만들어
40g
참기름 120g에 섞은 다음 빨리 저어서 환자의 입속에 넣어 주세요.
참기름
그러면 몇 분 이내에 가래가 나오면서 말을 하게 됩니다.
케엑
여...여기가 어디냐?

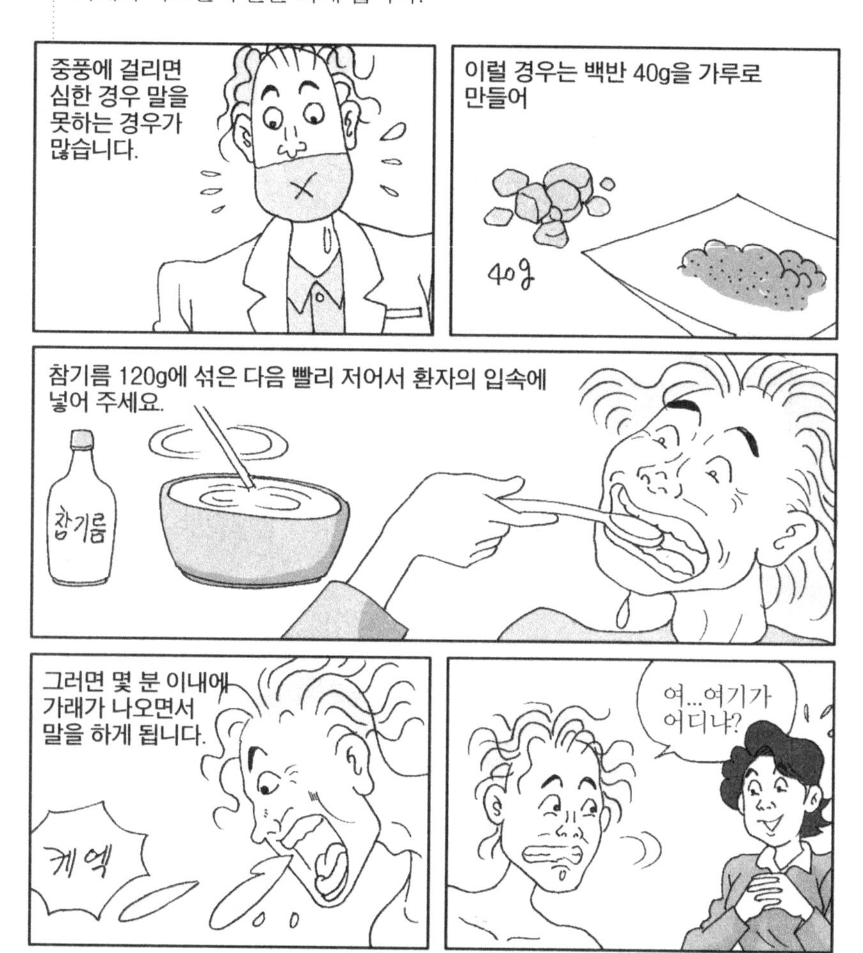

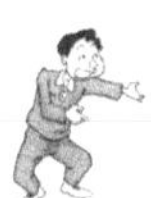

중풍으로 인하여 머리가 어지럽고 아플 때 좋은 백지

중풍으로 머리가 어지럽고 아플 때는 백지 120g을 가루로 만들어 꿀로 반죽하여 콩알 크기의 환을 지어 한번에 3알씩 하루에 3번 식후 30분 후에 형개를 적당한 양으로 달인 물과 함께 복용합니다.

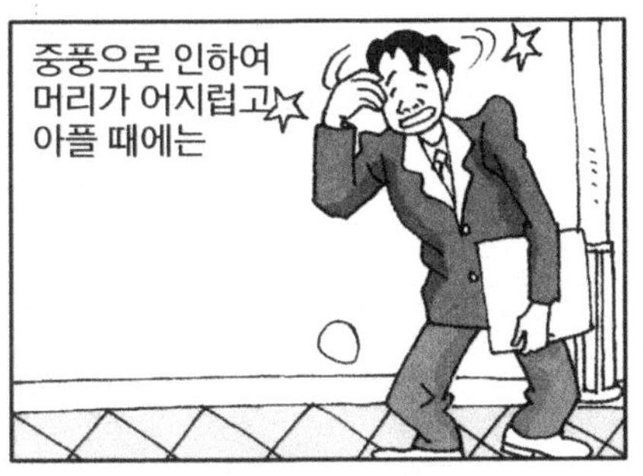

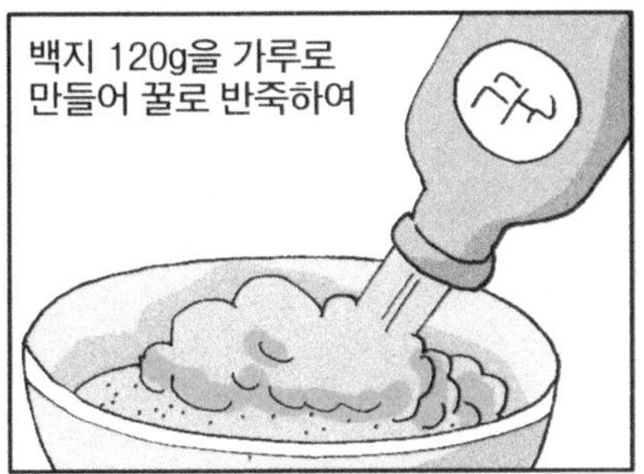

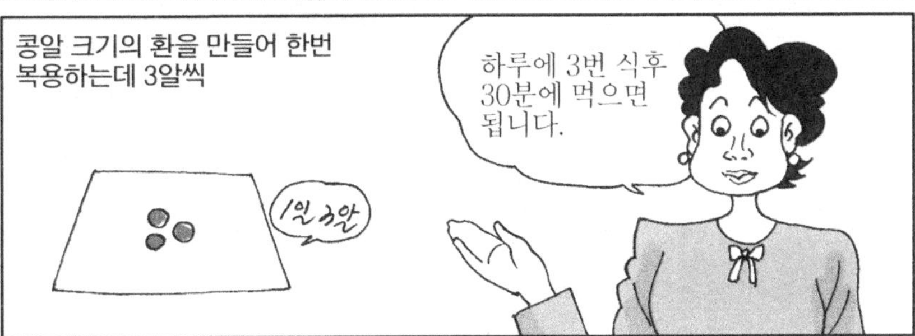

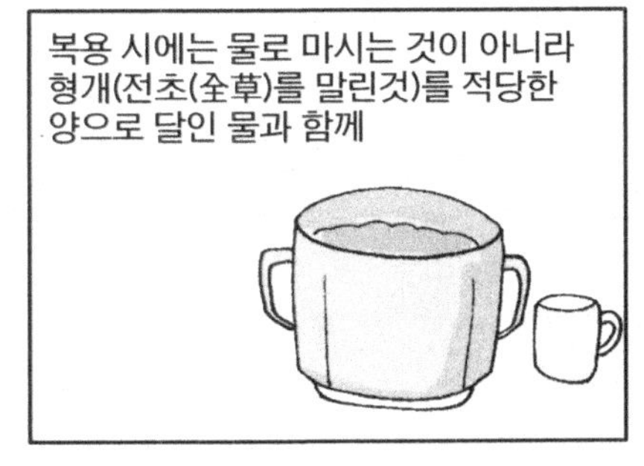

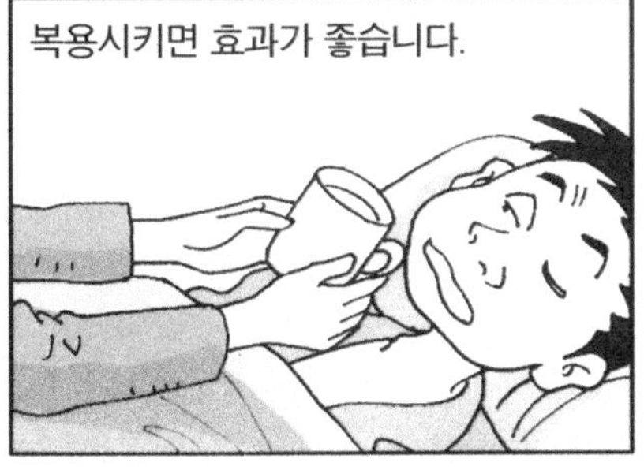

중풍에 좋은 치료제인 죽은 누에

중풍으로 말을 못하는 데는 병들어 절로 죽은 누에를 찹쌀뜨물에 하룻밤 담가두었다가 약한 불에 구운 후 가루를 내어 한번에 5g씩 술과 함께 복용시키면 됩니다.

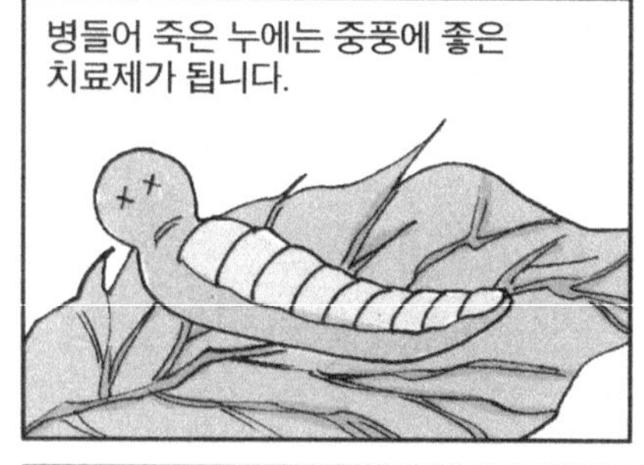

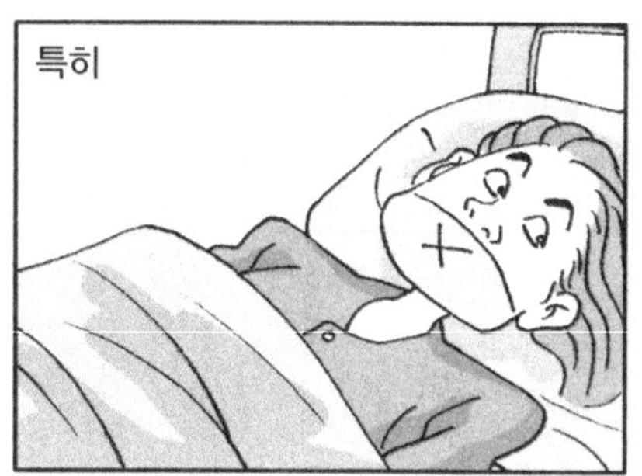

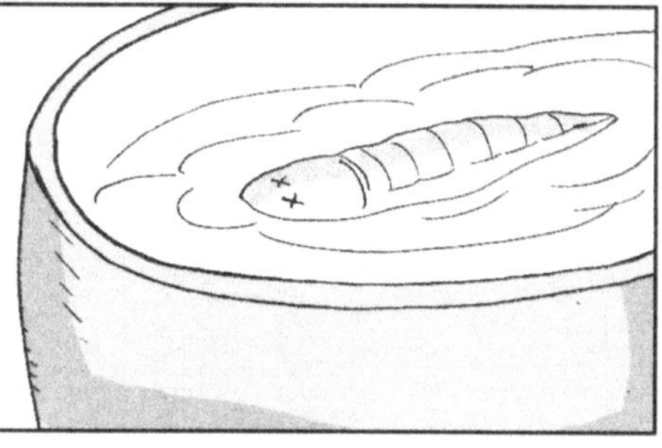

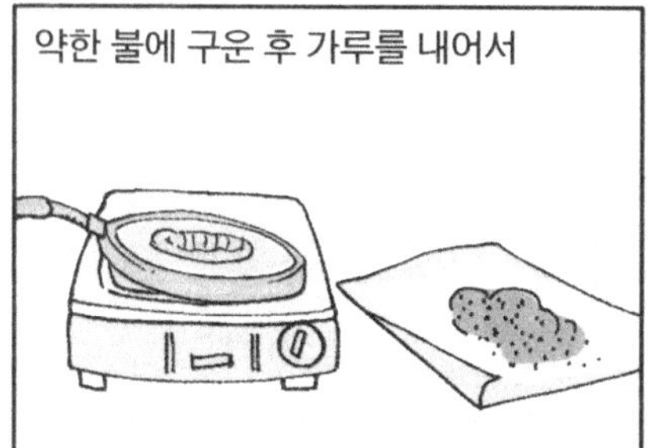

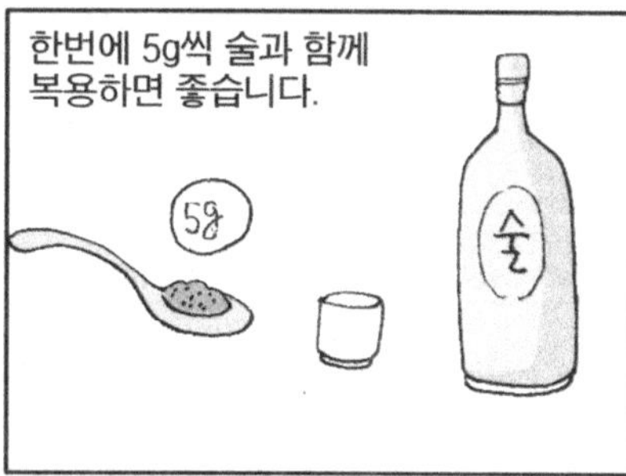

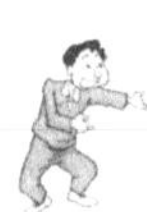

팔과 다리를 쓰지 못하는 중풍에 좋은 도인

제조방법은 복숭아씨 500g을 꺼풀과 뾰족한 끝을 버리고 술에 20여 일 동안 담가두었다가 건져내어 햇빛에 말린 다음 가루로 만든 후 물로 반죽해서 2g 되게 환약을 만들면 됩니다. 먹는 방법은 한번에 3~4알씩 하루 3번 식후에 약을 담가두었던 술로 복용하면 됩니다. 한쪽 팔다리를 잘 쓰지 못하는 데 사용됩니다. 신경통에도 이것이 쓰입니다.

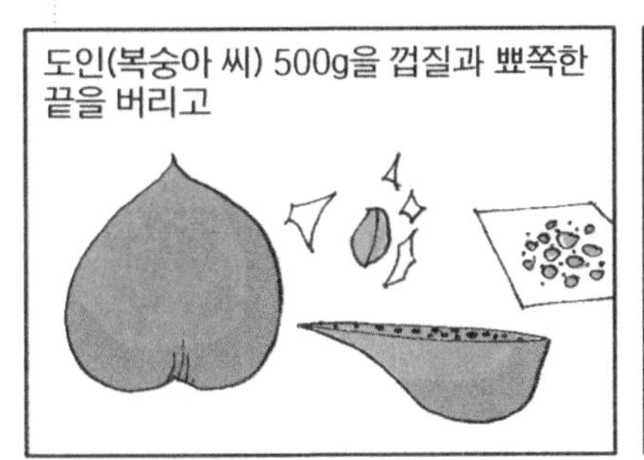

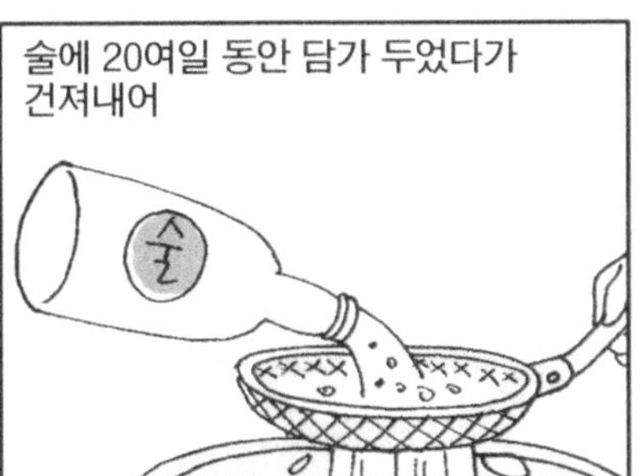

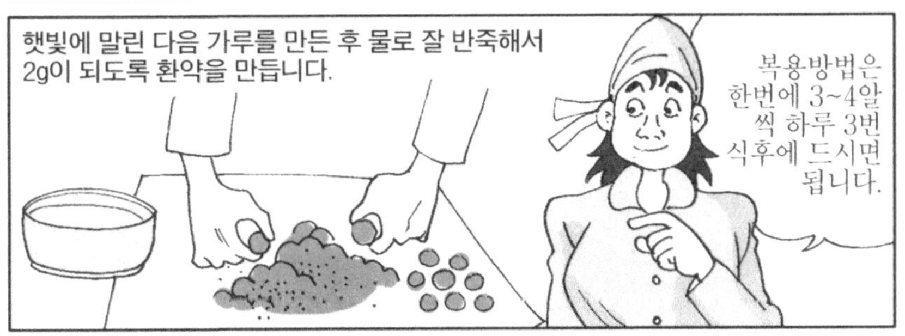

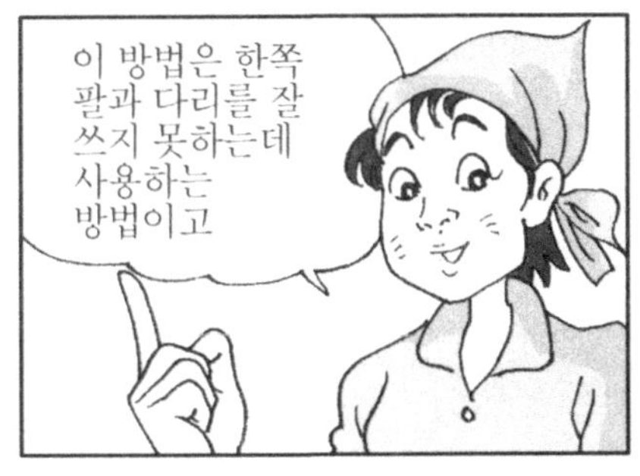

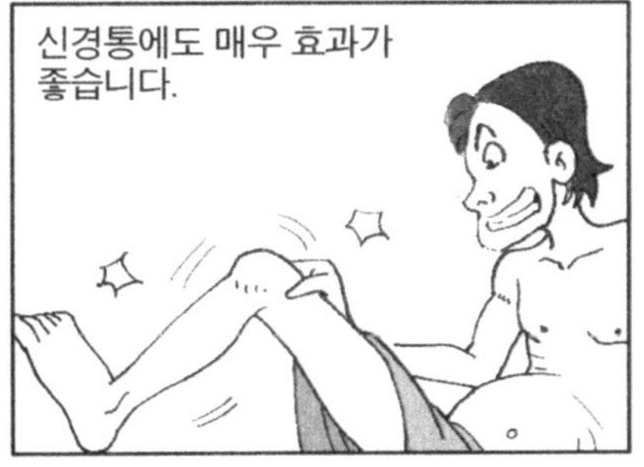

만성화된 중풍에 좋은 부자

만성화된 경풍에는 배꼽을 딴 부자를 가루로 만들어 큰 지렁이 몸이 덮일 정도로 뿌려준 다음 지렁이 몸에 묻은 부자가루를 긁어서 쌀알 크기의 환약을 만들어 한번에 10알씩 미음과 함께 복용케 하면 됩니다.

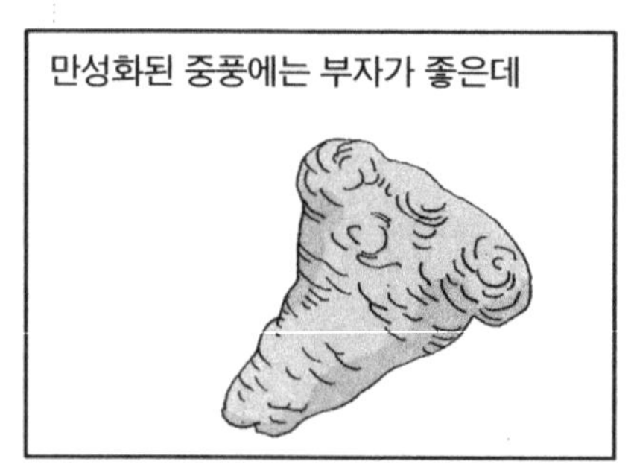

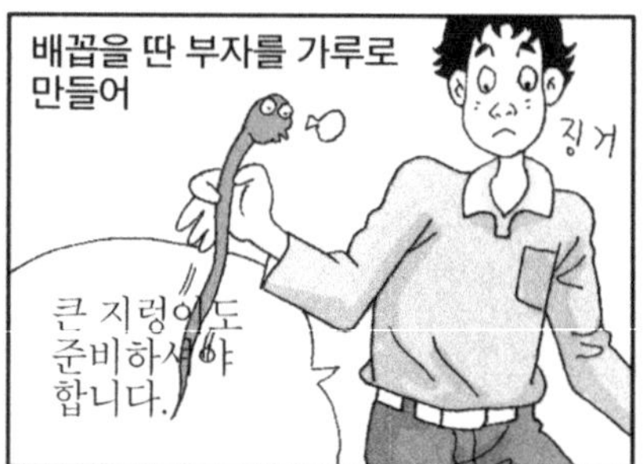

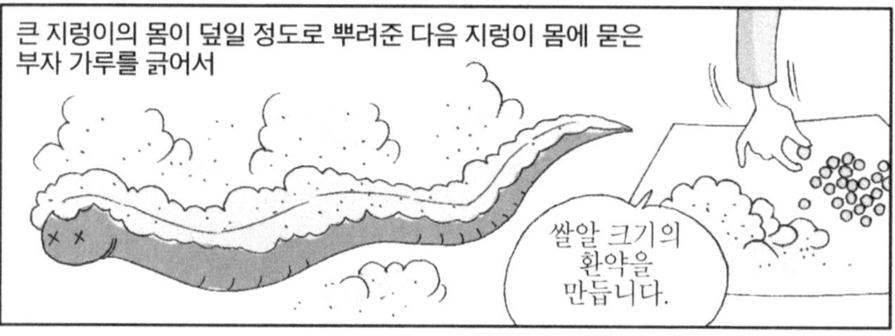

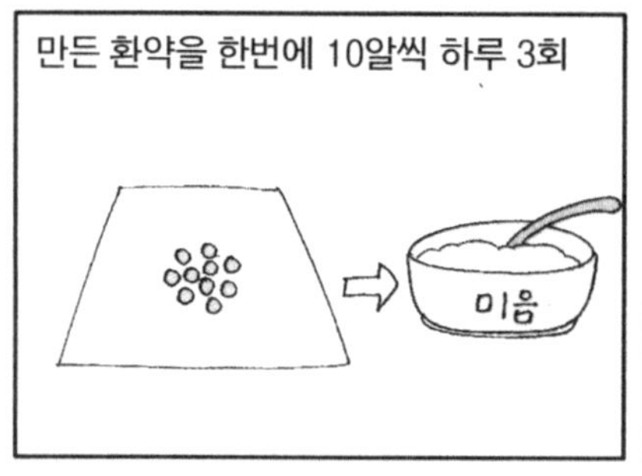

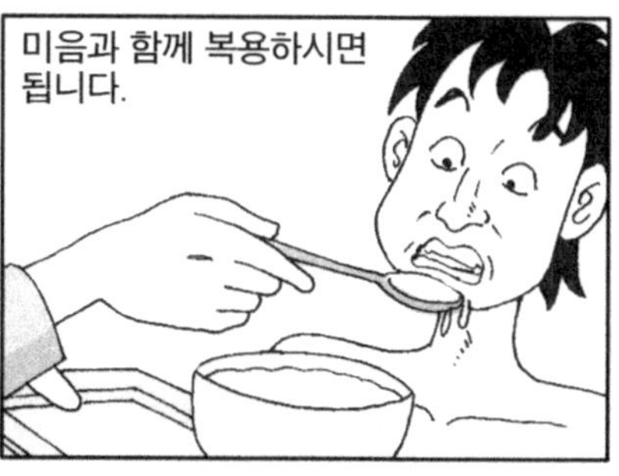

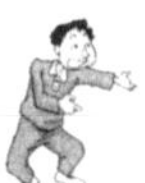

중풍으로 인하여 반신불수가 된 경우에 좋은 부평초

반신불수에는 부평초 300g을 말린 다음 가루로 만들어서 꿀에 개어 새끼손가락 굵기만큼 환을 지어 저녁마다 두 알씩 씹어 먹고 땀을 내면 됩니다.

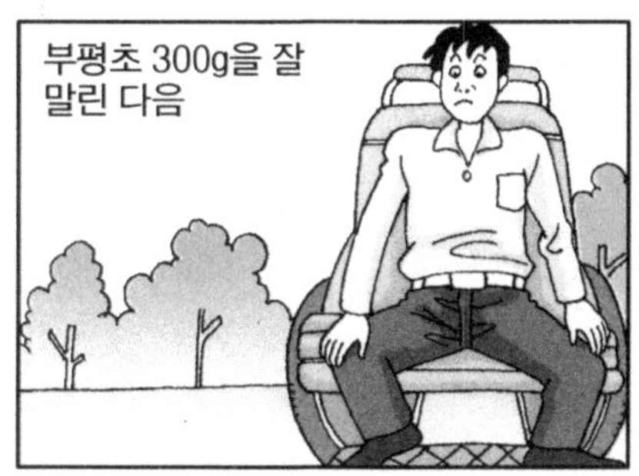

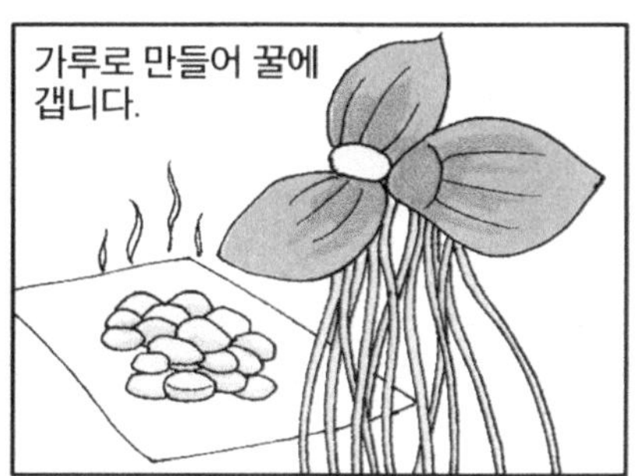

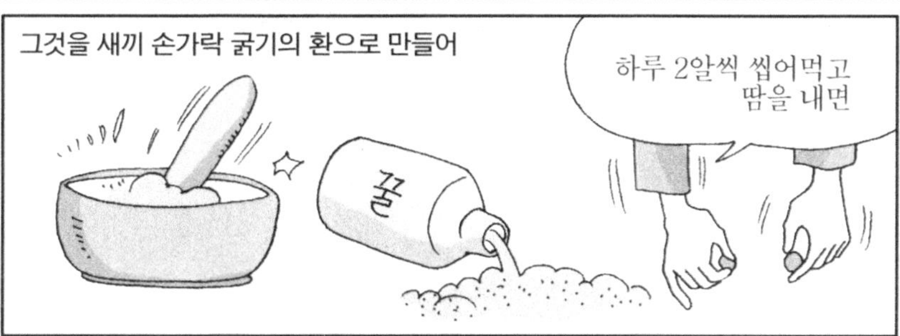

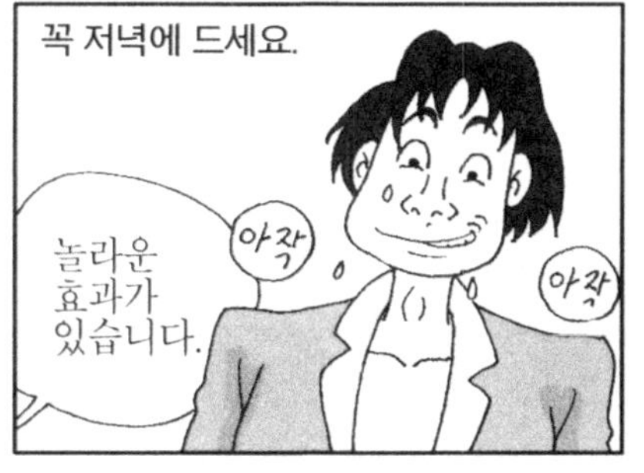

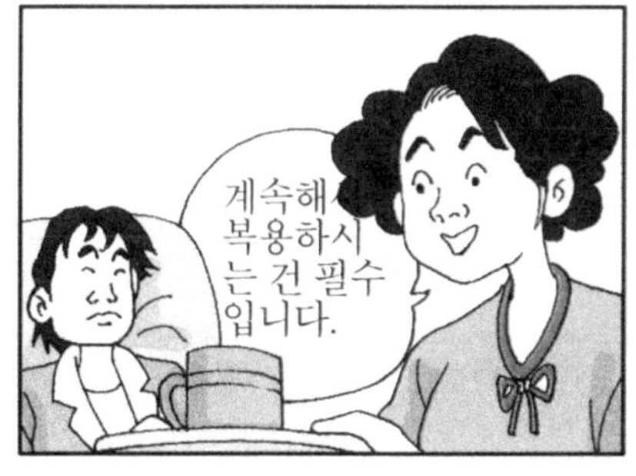

말을 하지 못하는 중풍에 좋은 젖과 청주

중풍으로 말을 할 때는 사람의 젖과 청주 반반을 섞어 한 컵씩 2~3회에 걸쳐 복용하면 말을 할 수가 있습니다. 또 묵은 된장에 같은 분량의 사람 젖을 고루 섞어 헝겊으로 싸서 그 국물을 수시로 복용시키면 됩니다.

사람(여자)의 젖과 청주는
청주

중풍으로 말을 하지
못할 때에 효과가
있습니다.

청주와 젖을 반반 섞은 다음
사람의 젖
청주
한 컵씩 1~3회에
걸쳐 복용하시면
효과가 좋습니다.

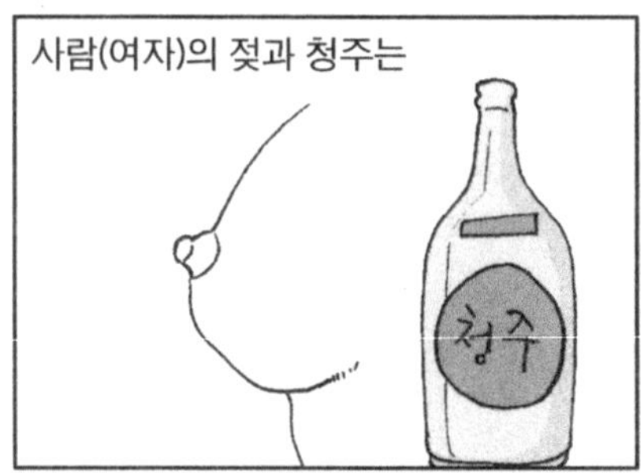

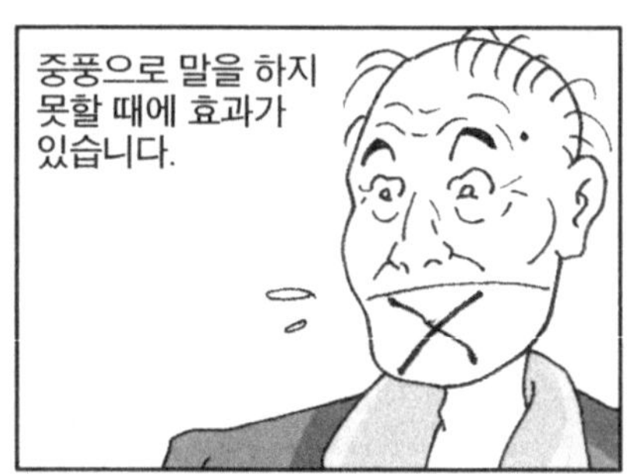

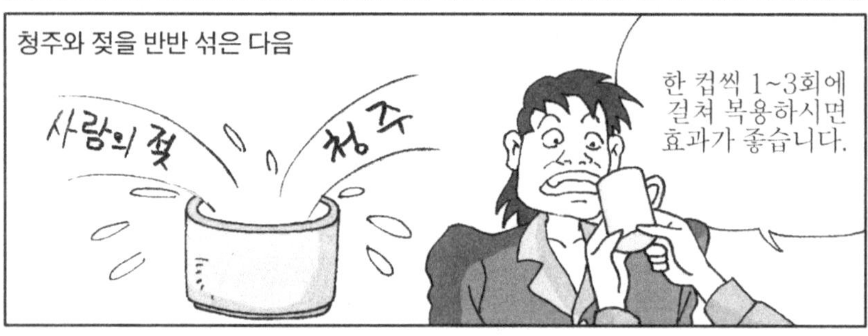

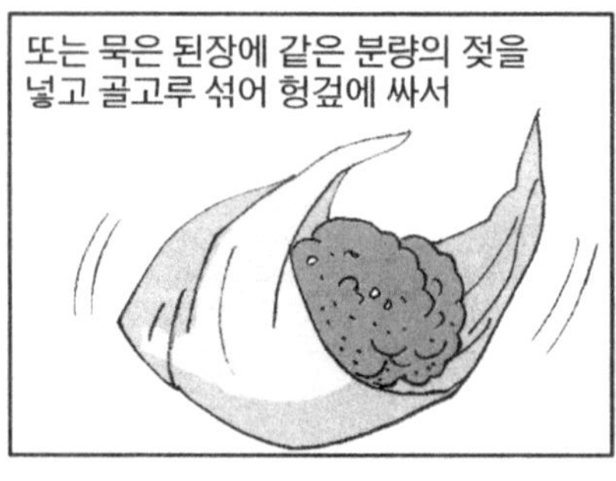

국물을 수시로 복용하여도
큰 효과를 볼 수가 있습니다.

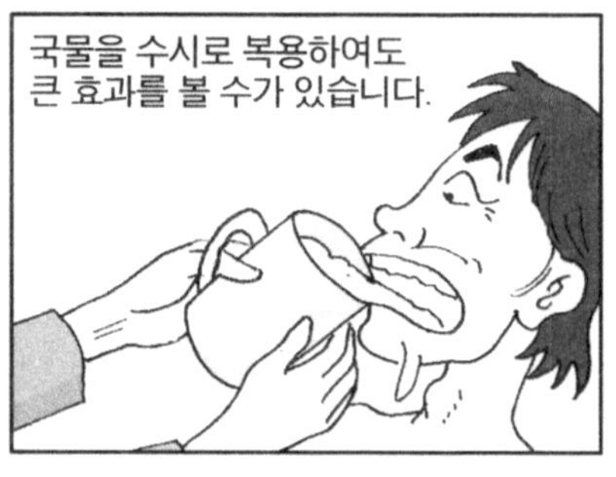

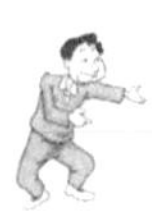

팔다리가 마비된 중풍에 좋은 행인

먹는 방법은 살구씨를 껍질을 벗기지 않고 생것으로 한번에 7알씩 하루 3번 식후에 복용하면 됩니다. 살구씨를 먹어서 다른 증세가 없으면 점차 양을 늘려도 됩니다. 한쪽 팔다리를 잘 쓰지 못하고 말을 잘하지 못하는 데 사용됩니다.

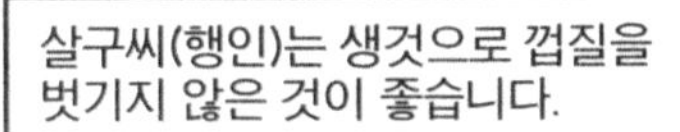

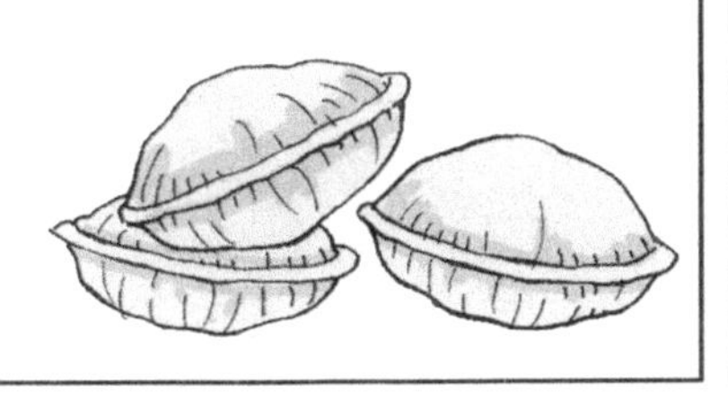

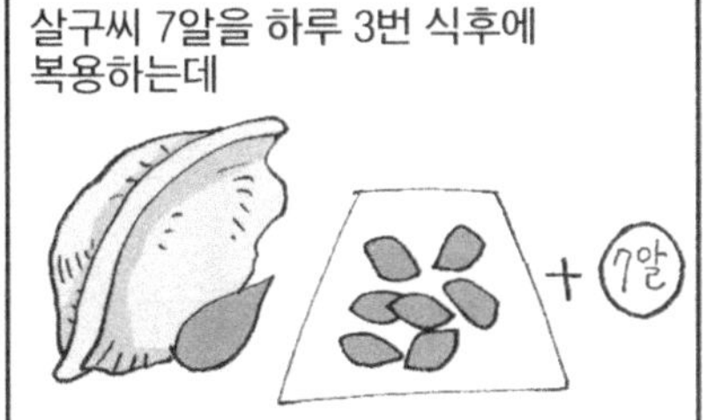

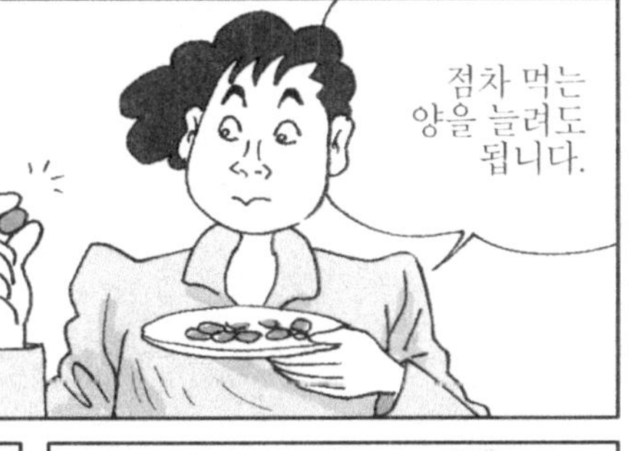

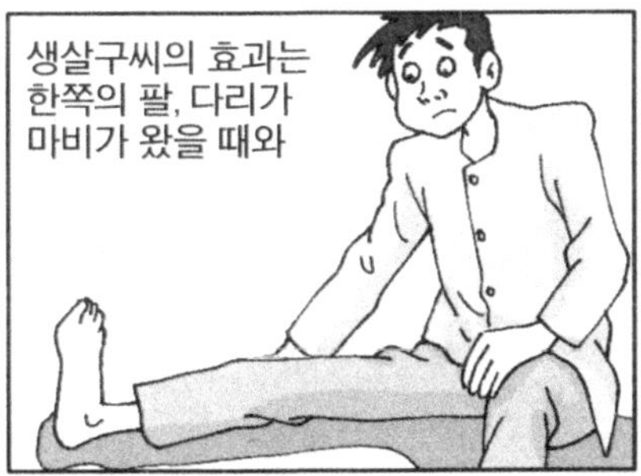

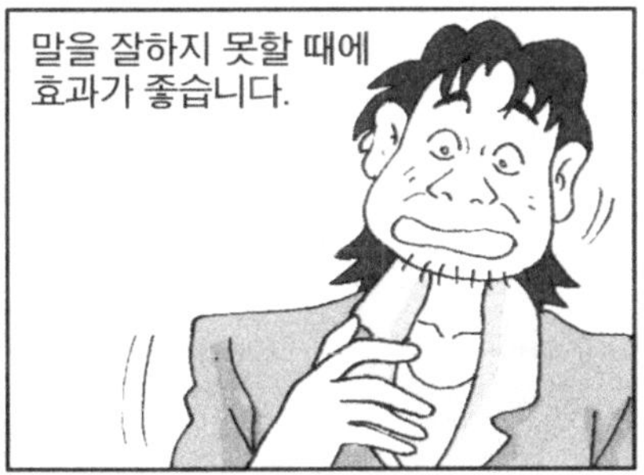

눈과 입이 돌아간 중풍에 좋은 살모사

먹는 방법은 살모사를 술에 넣고 약 7일 동안 놓아두었다가 그 술을 한번에 20~30㎖씩 빈속에 복용하면 됩니다. 또 그 뱀을 말려서 가루로 만든 다음 한 번에 4g씩 그 술에 타서 끼니사이에 복용합니다. 중풍으로 입과 눈이 비뚤어진 데 사용되고 있습니다.

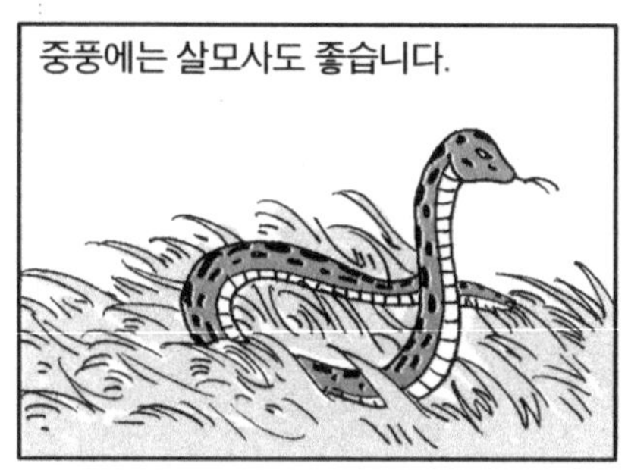

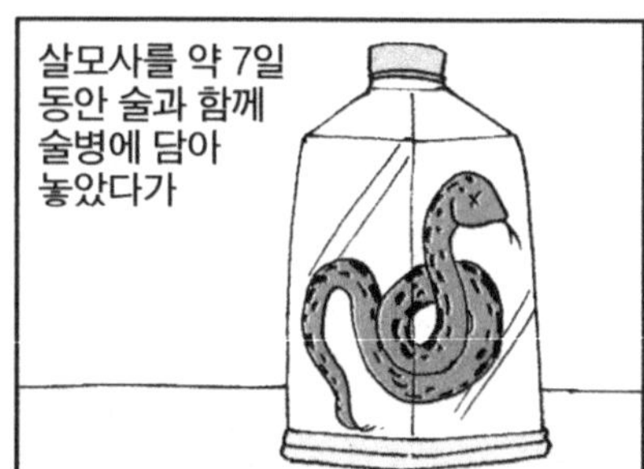

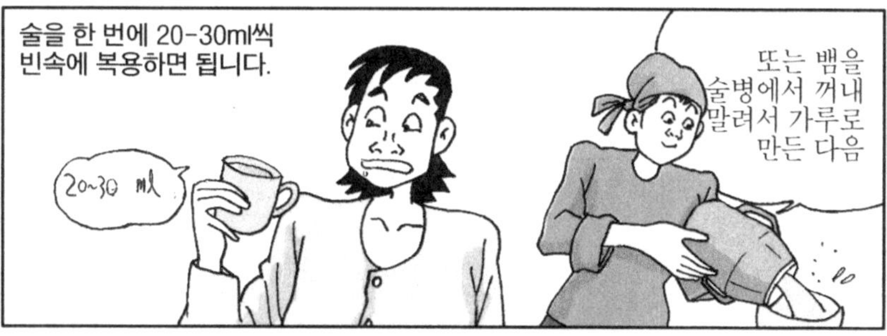

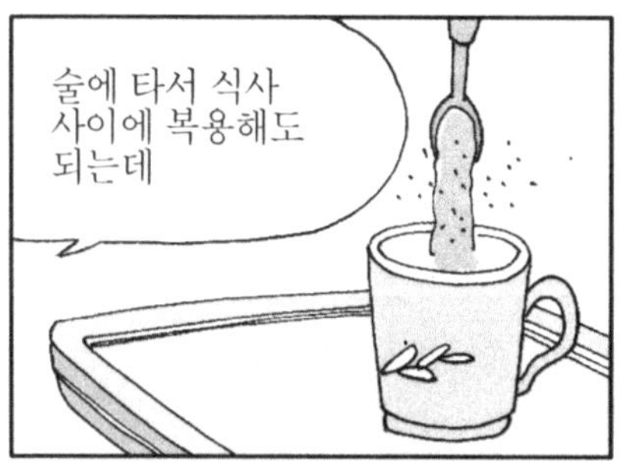

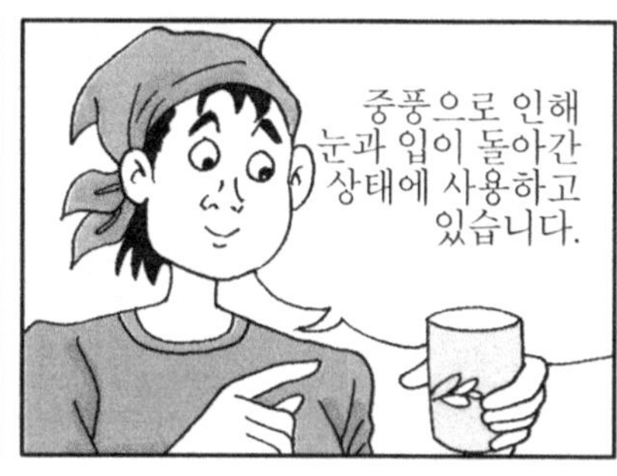

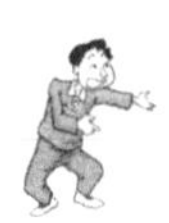

중풍성, 반신불수 고혈압에 좋은 상백피와 감초

반신불수, 고혈압에는 상백피 5kg, 감초 1kg을 물 20ℓ에 넣어서 엿처럼 달여서 한번에 5g씩 하루에 3번 끼니 사이에 복용케 하면 됩니다.

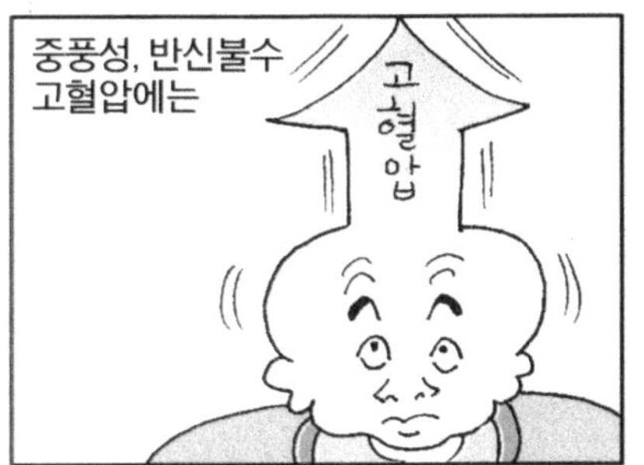

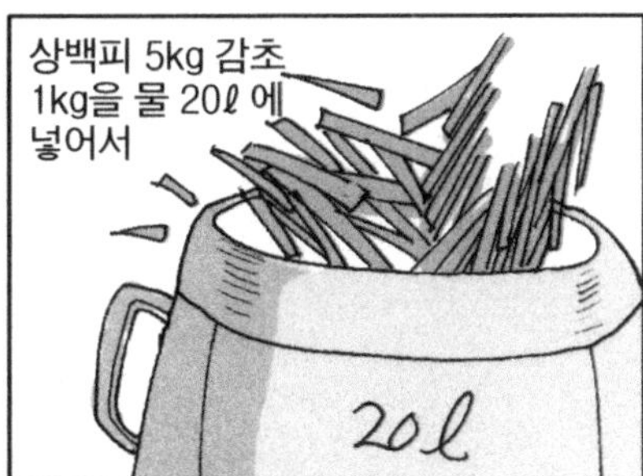

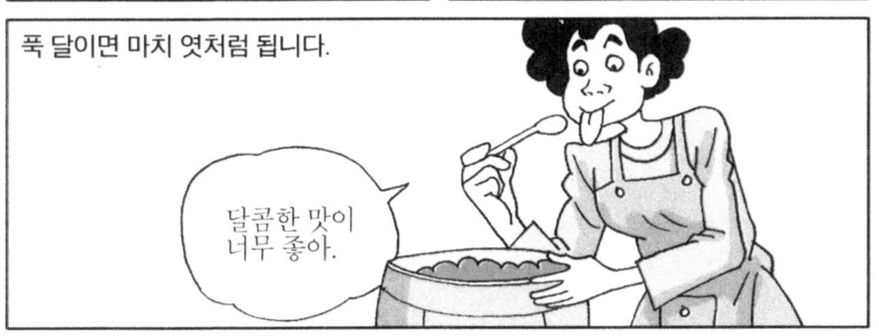

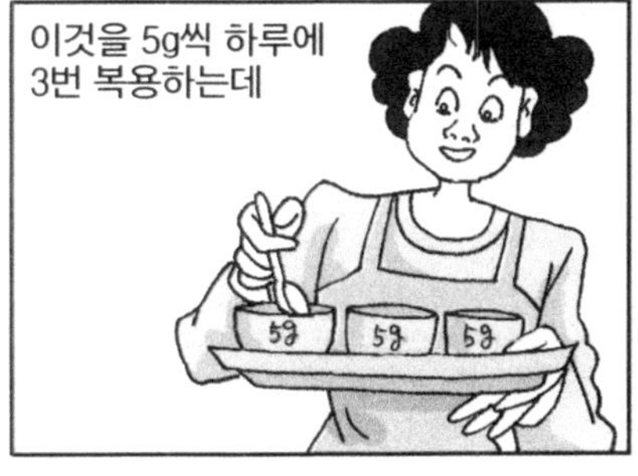

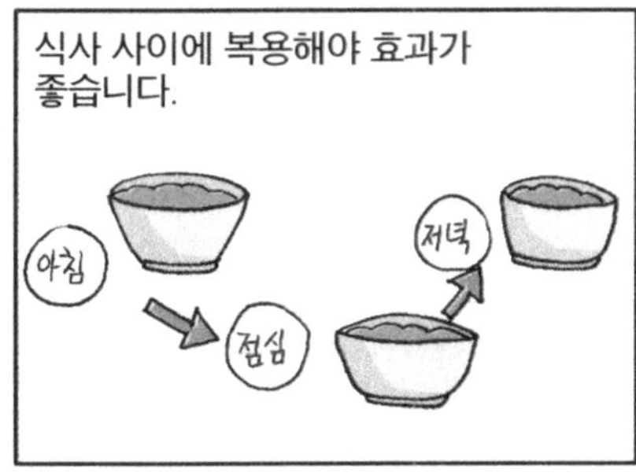

갑작스레 풍을 맞아 인사불성이 되었을 때 좋은 생강

갑자기 중풍으로 인사불성이 되었을 때는 생강을 많이 짓찧어 환자의 이마와 코밑과 눈 옆에 바르고 열심히 문지르는 한편 생강즙을 안각(남자는 왼쪽)에 떨어트리면 됩니다.

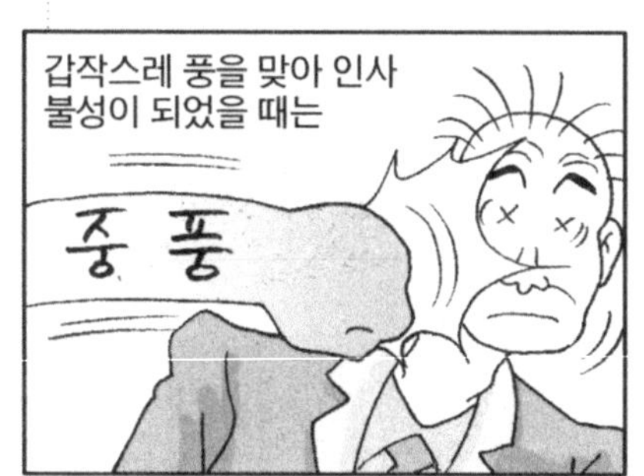

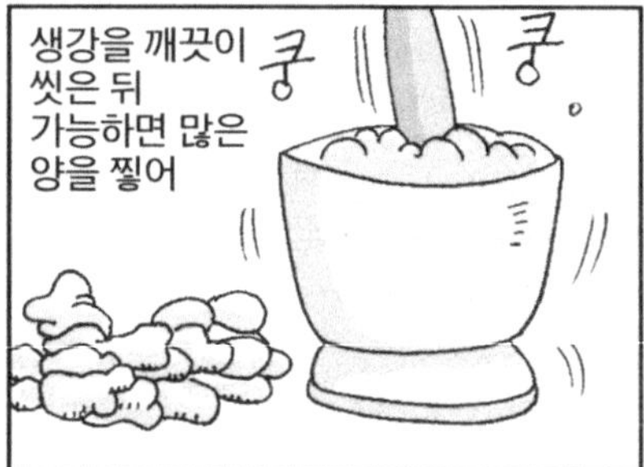

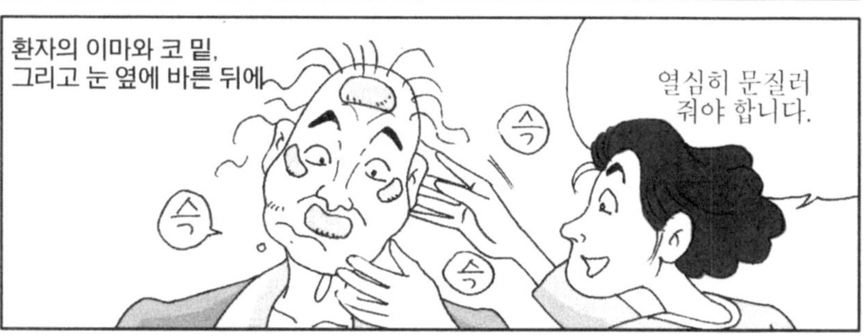

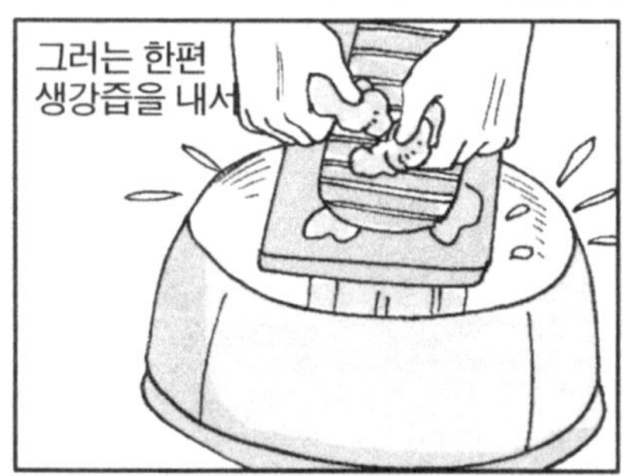

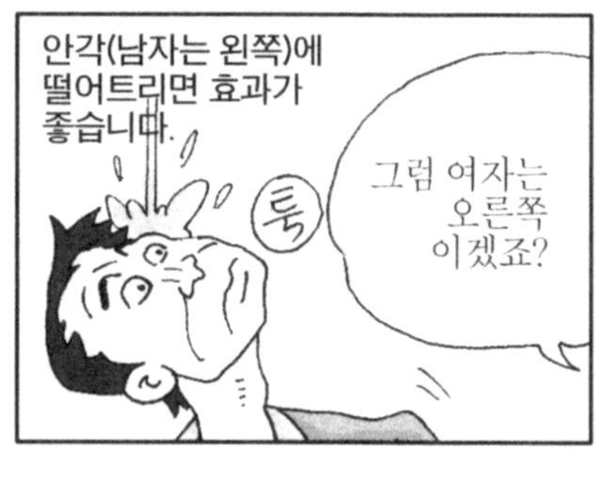

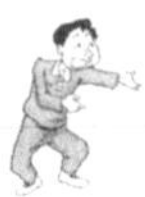

중풍으로 인하여 말을 못하며 다리가 찬 경우에 좋은 생부자와 식초

중풍으로 열이 높고 정신이 혼미하고 말을 못하며 다리가 찬 경우에는 생부자를 짓찧어 식초로 반죽하여 발바닥의 용천혈에 붙이면 됩니다. 염부자도 좋습니다.

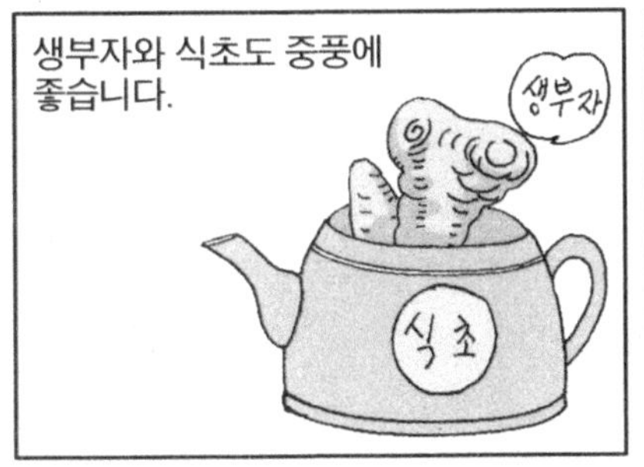

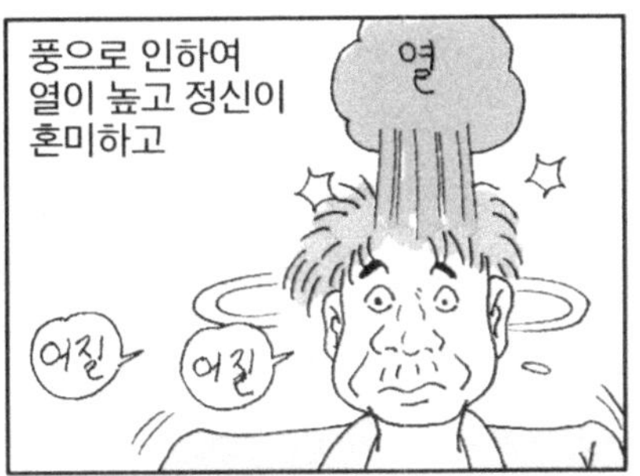

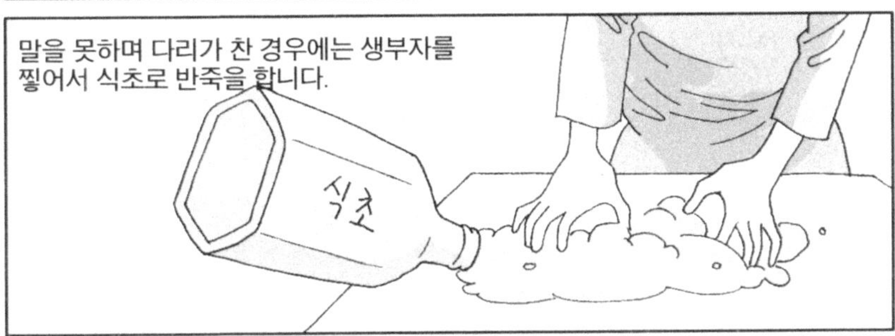

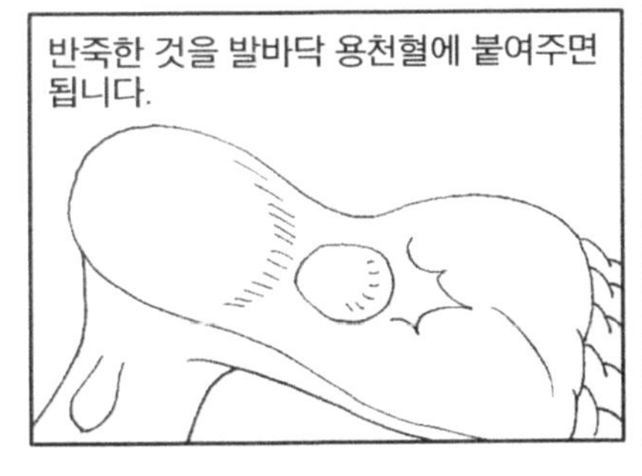

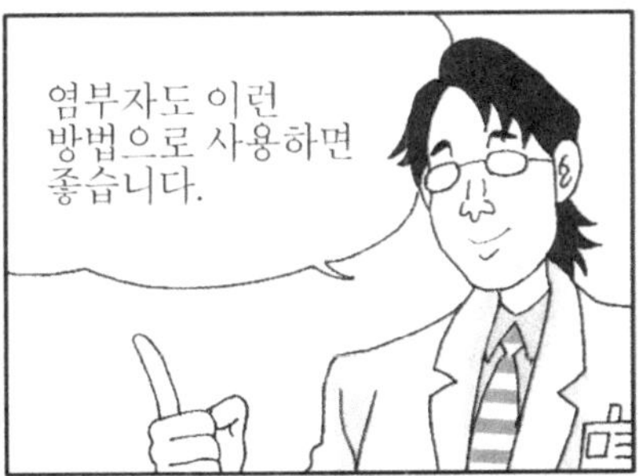

눈과 입이 돌아간 중풍에 좋은 석회

먹는 방법은 석회 1500g에 술을 약간 넣고 볶으면서 잘 이겨 눅눅하게 된 것을 입과 눈이 비뚤어진 반대쪽에 붙입니다. 천을 한 겹 펴고 그 위에 올려놓는 것이 좋습니다. 한번에 4~5분 하루 4~5번 갈아서 붙이면 됩니다.

석회도 중풍의 약이 되는데
석회

먹는 방법은 석회 150g에
술을 약간 넣고 볶습니다.
술

볶는 동안 잘 저어서
눅눅하게 되었을 때
눈과 입이 삐뚤어진
반대쪽에 붙여주면
되는데
척
천을 한 겹 펴고
약을 그 위에
올려놓고
붙여주십시오.

1회에 4~5분 정도가 적당하고
5분경과
찍

하루 4~5번 정도 사이를
두고 갈아붙이시면
좋습니다.

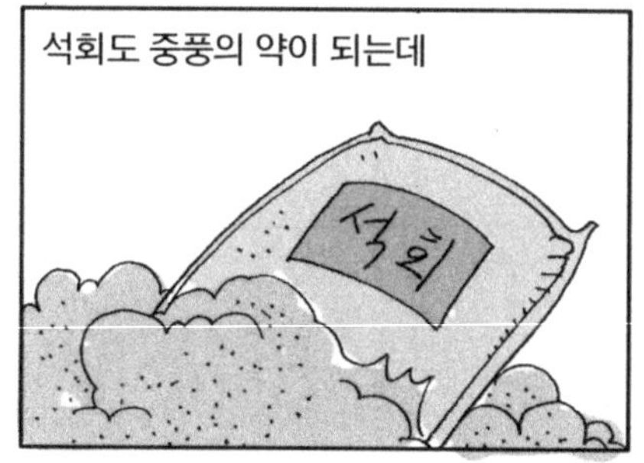

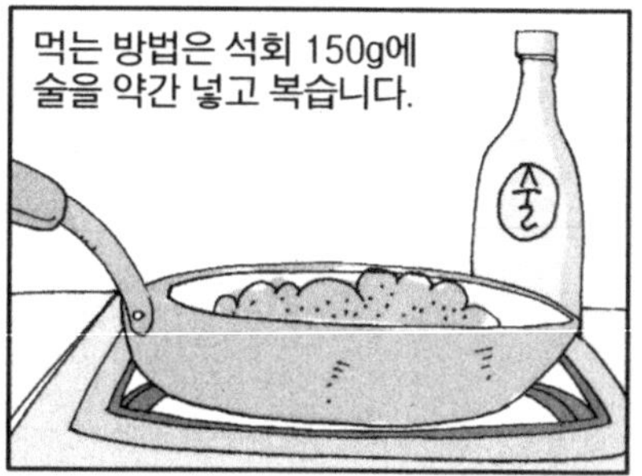

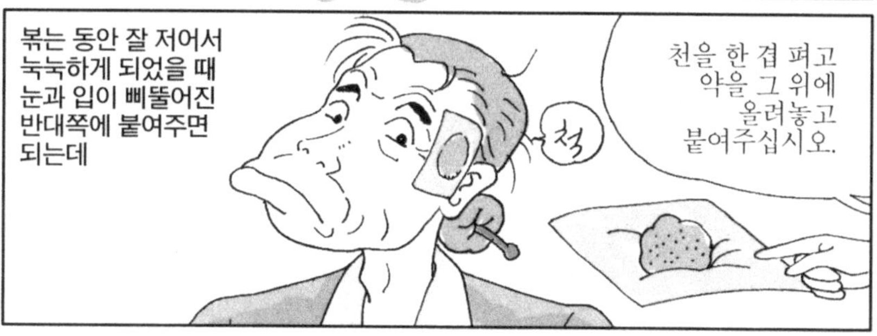

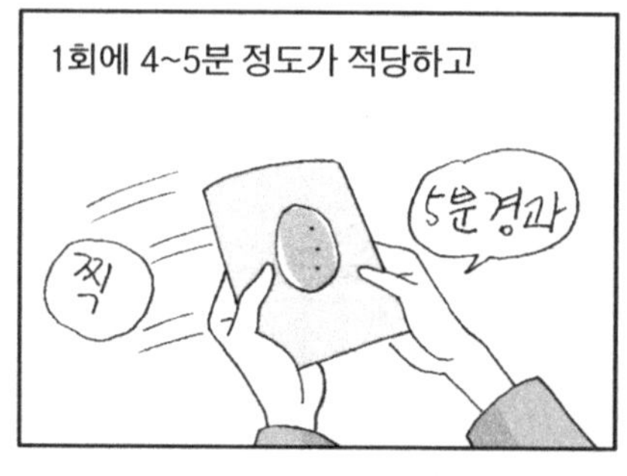

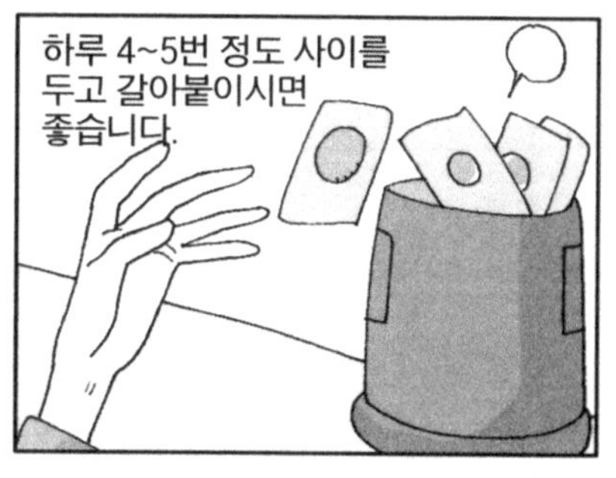

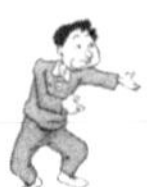

예고 없이 중풍이 찾아올 때에 사용하는 세신가루

사용방법은 중풍이 왔을 때 세신가루를 코에 흡입시키면 좋은 효과를 수가 있습니다.

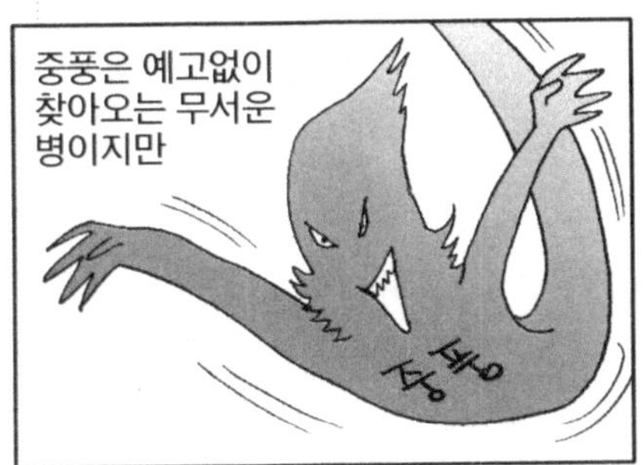

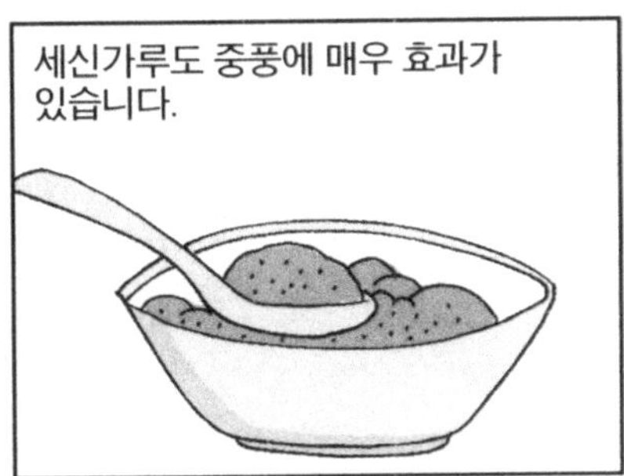

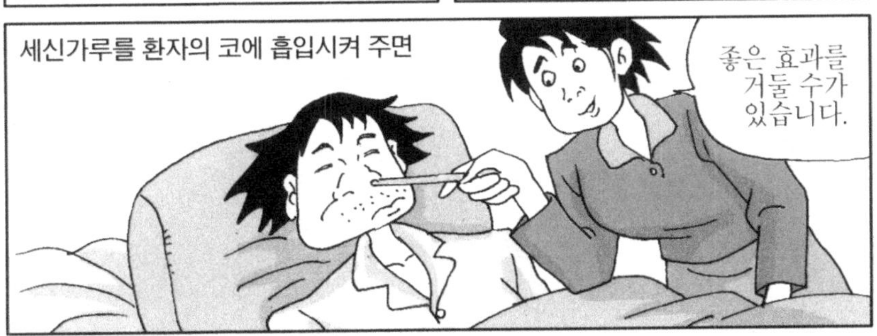

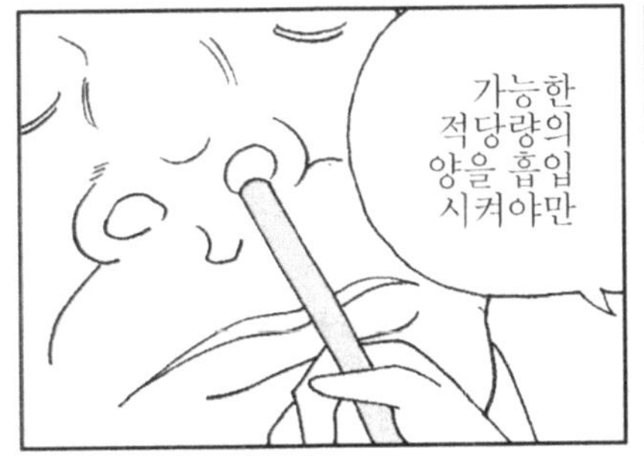

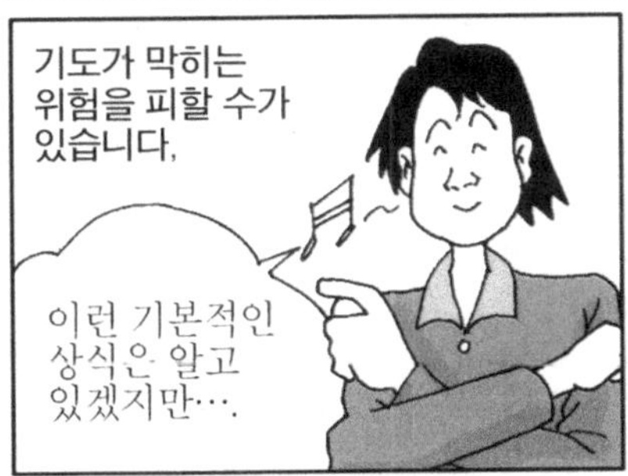

중풍으로 말을 못하는데 효과가 있는 석창포와 당삼

중풍으로 말을 못하는 데는 석창포 5g, 단삼 10g, 길경 7.5g, 감초 5g을 물로 넣어 달여서 하루에 2번 복용시키면 됩니다.

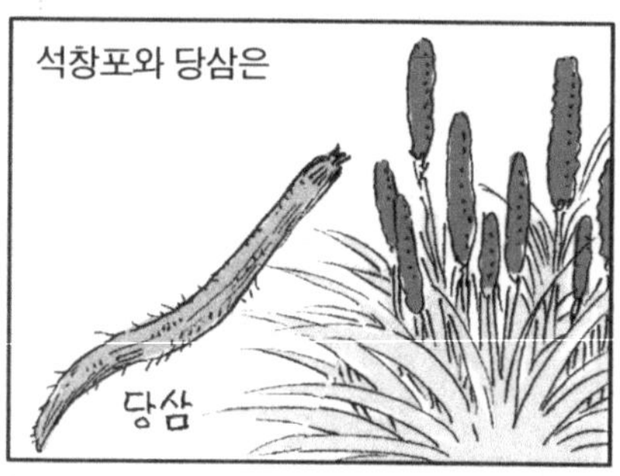

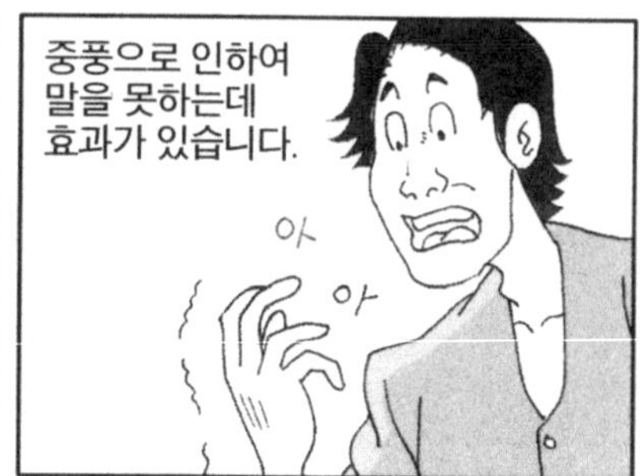

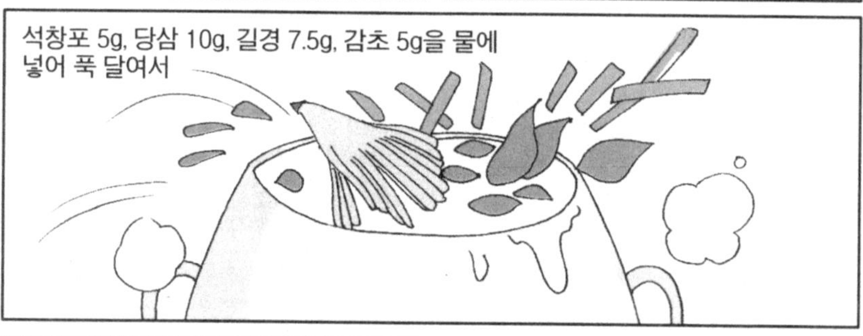

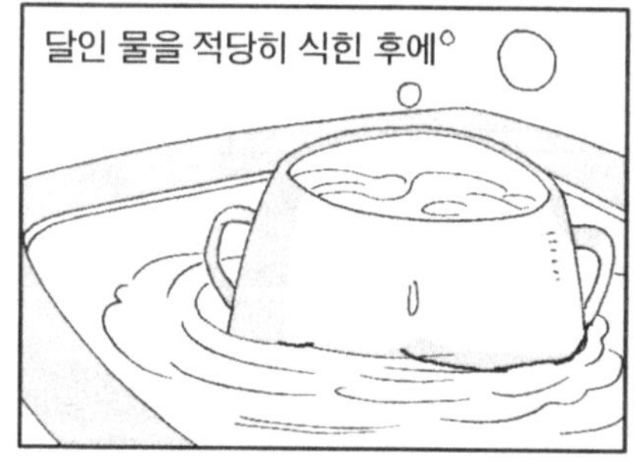

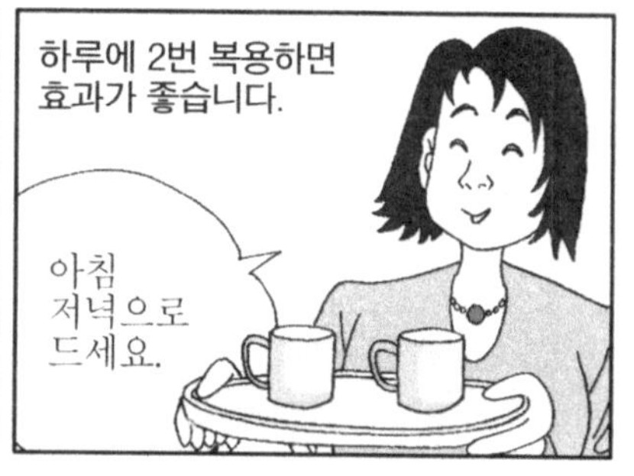

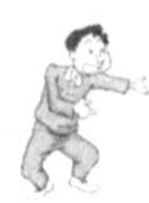

한쪽 입과 눈이 마비되었을 때 좋은 솔잎

먹는 방법은 깨끗하고 푸른 솔잎 100g을 짓찧어 즙을 내어 술 500㎖에 넣어서 하룻밤 더운 곳에 놓아두었다가 한번에 50㎖씩 하루 3번 빈속에 먹고 약간 땀을 내면 됩니다. 중풍으로 입과 눈이 비뚤어진 데 사용합니다.

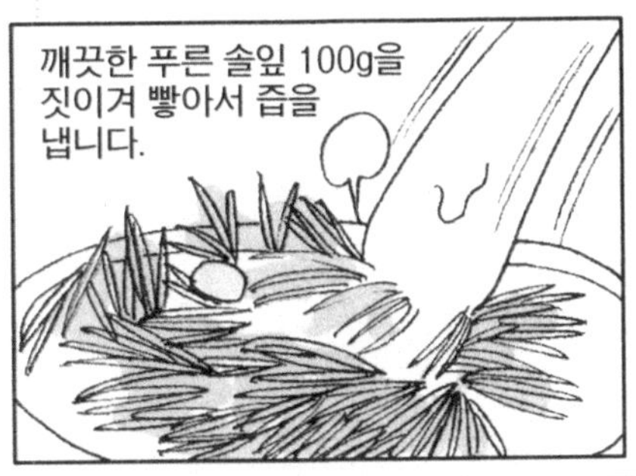

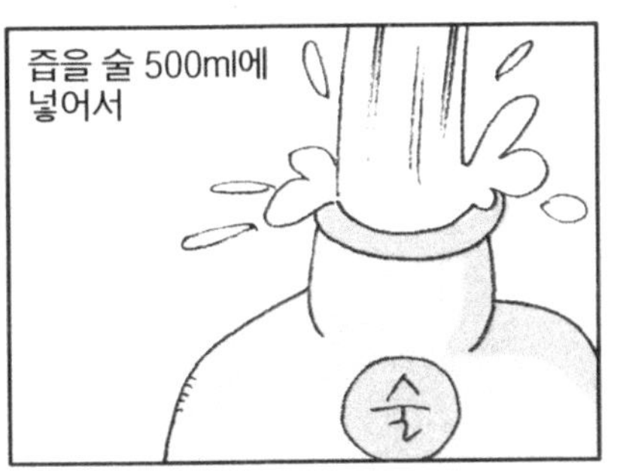

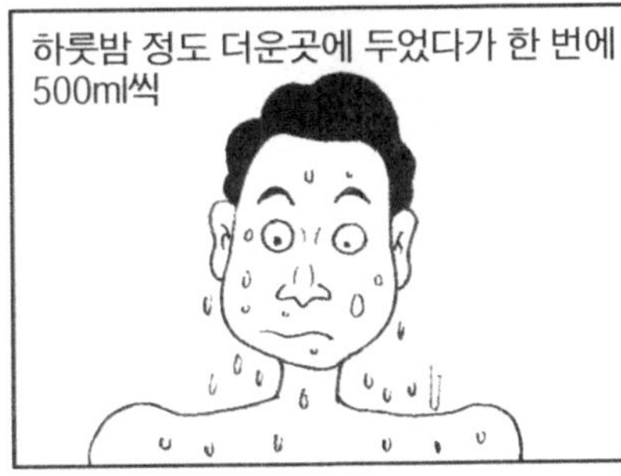

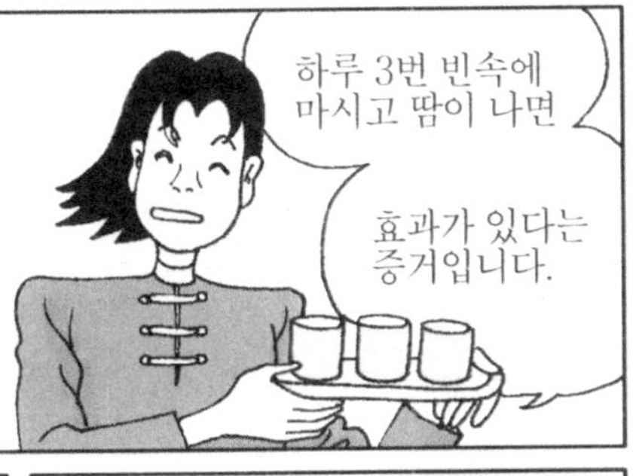

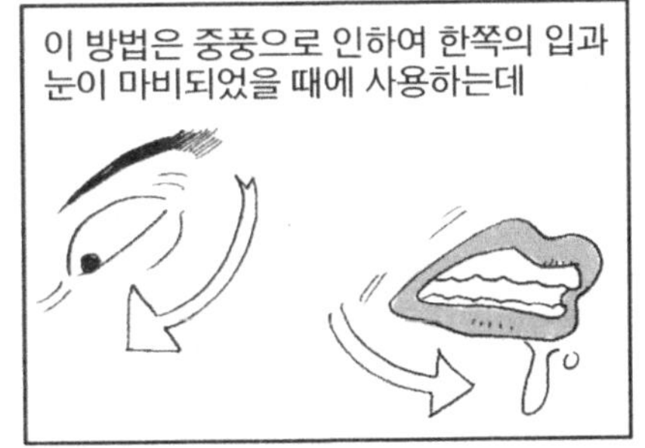

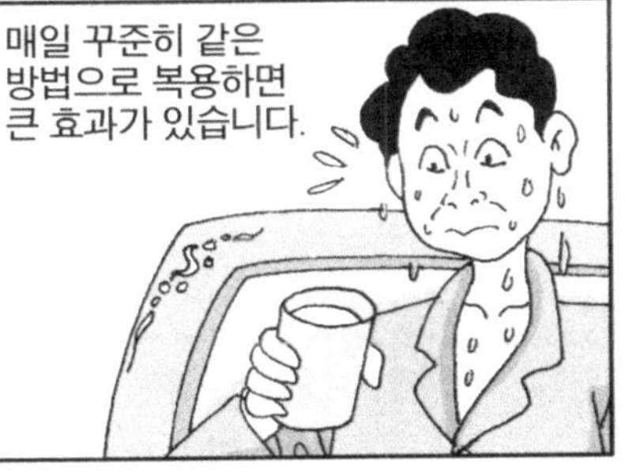

중풍으로 인한 반신불수에 좋은 관솔과 검은콩, 백밀

반신불수 및 뼈골이 쑤시는 데는 잘게 썬 관솔(송진이 엉킨 소나무가지) 150g, 검은콩 1,800㎖, 백밀 600g을 함께 고량주나 소주 28.8ℓ에 담가 푹 끓여서 식힌 다음 양껏 복용시키면 됩니다. 술을 못하는 사람은 물에 타서 마셔도 무관하면 장기복용을 해야 효능을 볼 수 있습니다.

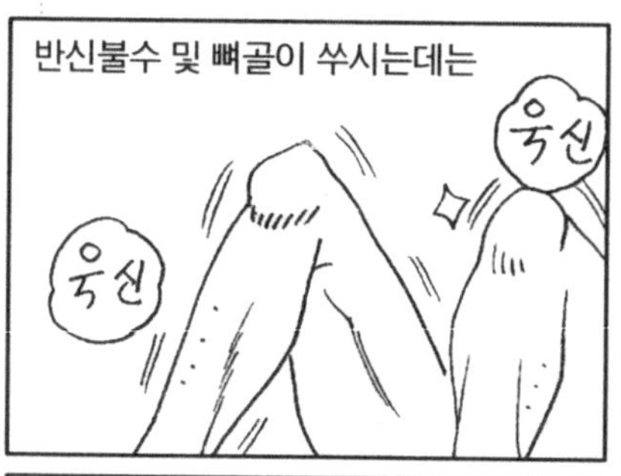

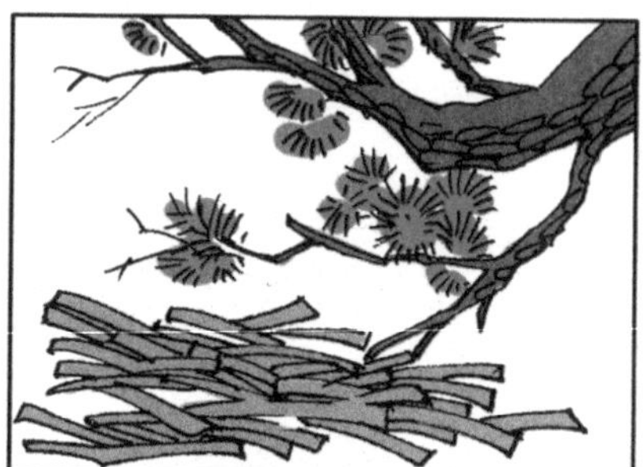

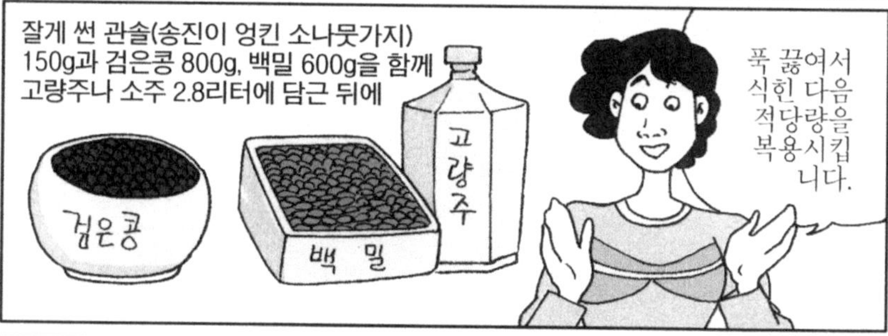

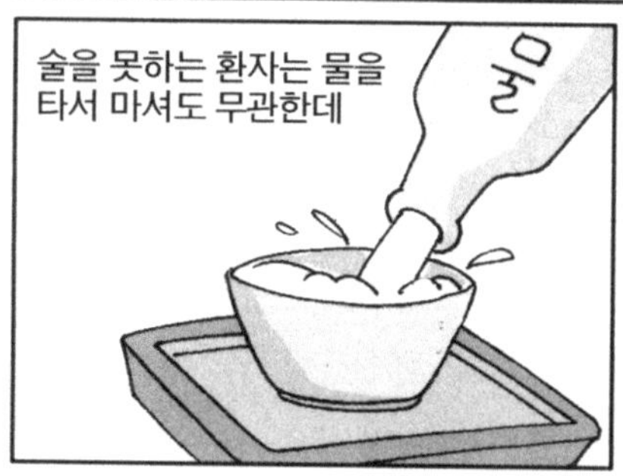

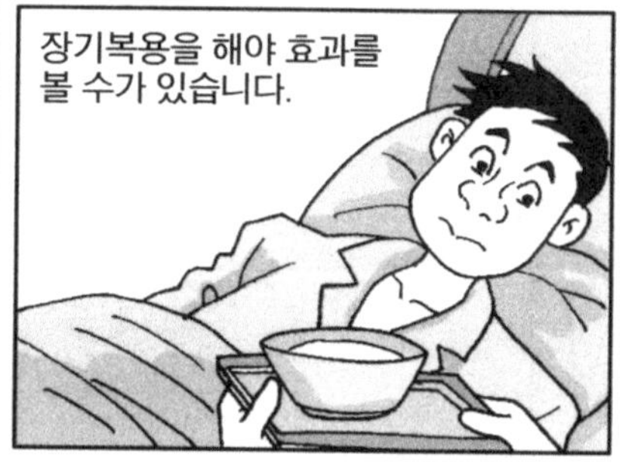

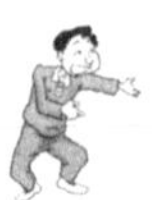

중풍으로 몸을 움직이지 못할 때 좋은 금은화

중풍으로 몸을 움직이지 못할 때는 수탉 한 마리를 잡아 내장을 버리고 그 속에 엄나무껍질과 금은화 각각 250g을 넣고 꿰맨 다음 단지에 넣고 물 다섯 사발을 넣습니다. 그다음 가마에 물을 적당히 부은 후 단지를 그 가마 속에 넣고 끓입니다. 단지 안의 물이 절반쯤 준 다음 닭의 배 속에 들어있는 약을 버리고 닭고기와 그 물을 3번에 나누어 끼니 사이에 복용하면 됩니다.

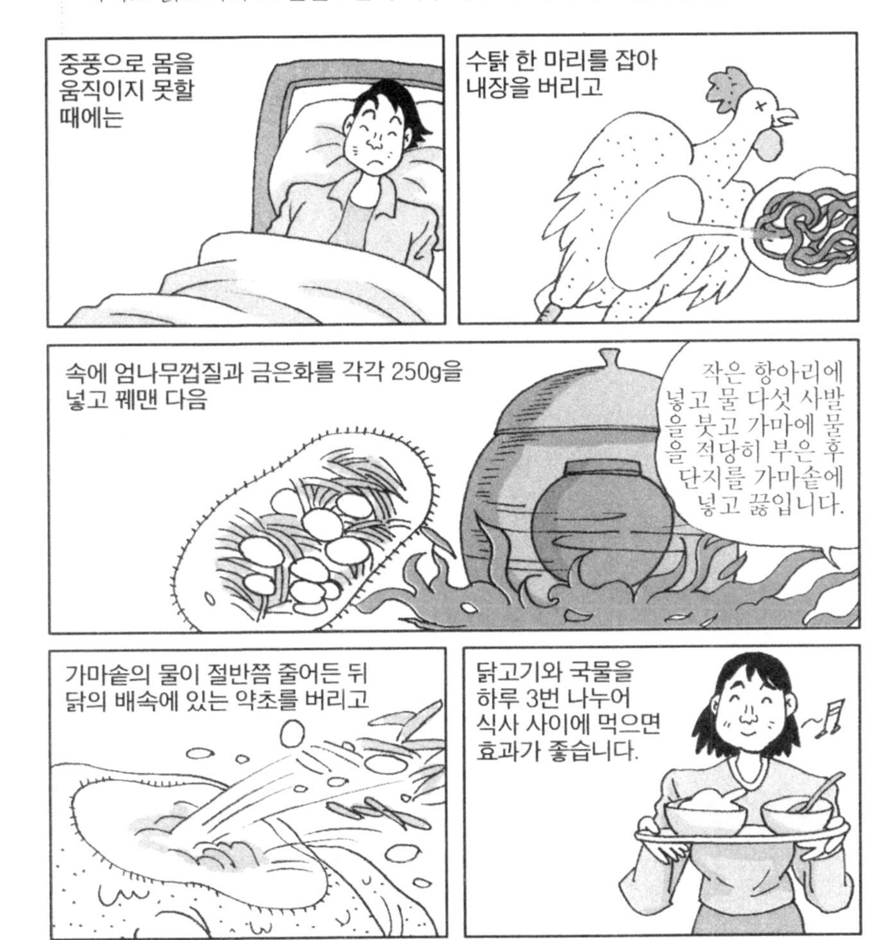

중풍에 사용하는 식초

사용방법은 숯불을 피우고 그 위에 식초를 뿌려서 올라오는 식초의 김을 코와 입속으로 흡입하면 됩니다. 이 방법은 산후의 기절에도 좋은 효과를 거둘 수가 있습니다.

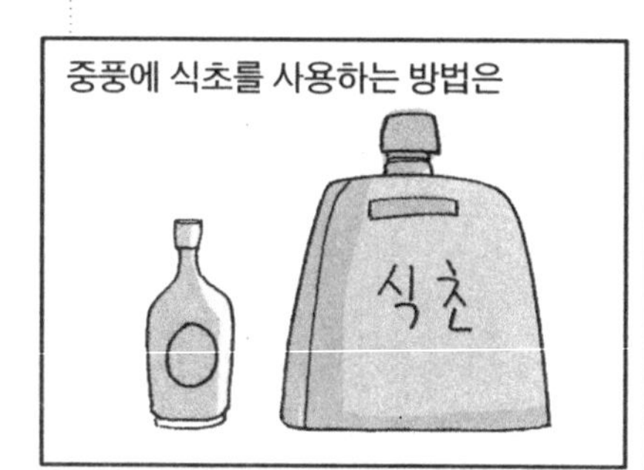

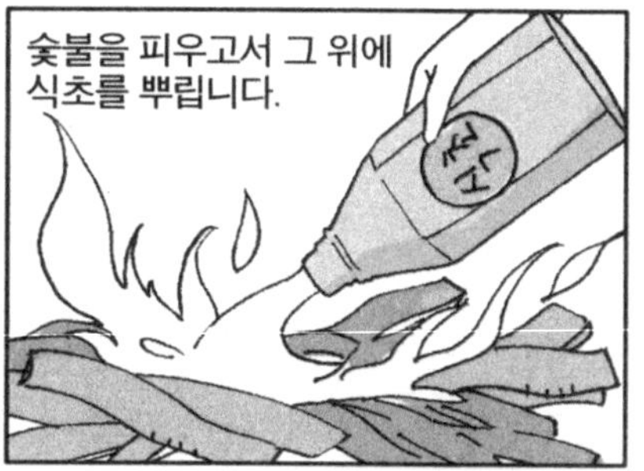

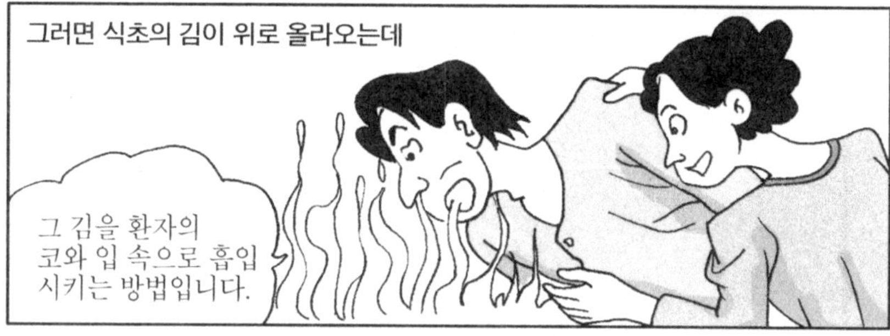

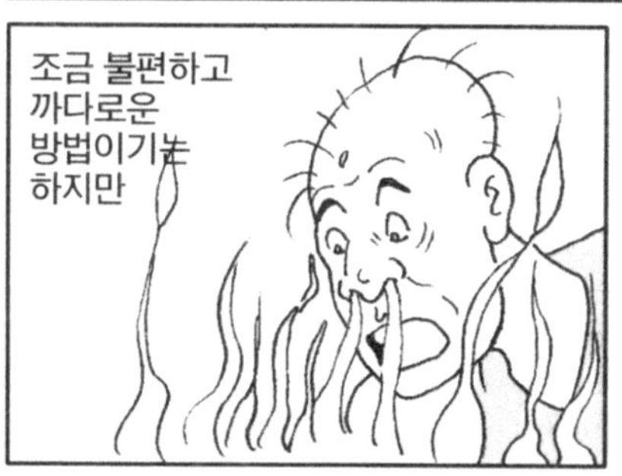

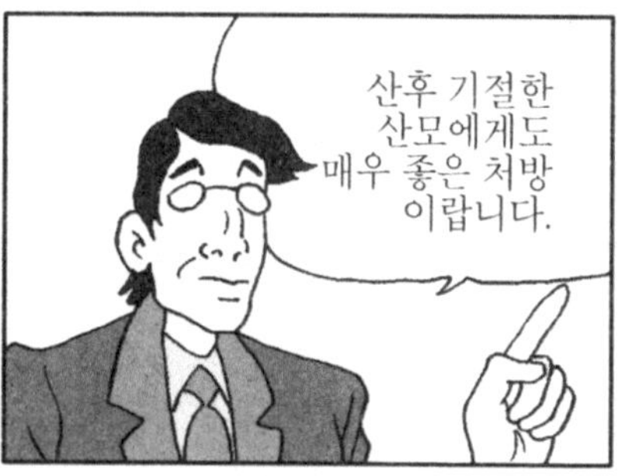

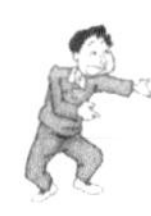

손이 매우 떨리는 중풍에 좋은 수박꼭지

손이 떨리고 중풍기가 있으면 수박꼭지를 도려내고 수박 속을 휘저은 다음 소주로 가득 채우고 꼭지를 닫은 후 질그릇에 담아 중탕으로 익혀서 꼭 짜서 복용하면 됩니다.

손이 매우 떨리는 중풍에는
수박꼭지를 도려내고 수박 속을 휘저은 다음
수박 속에 소주를 가득 부어 채운 다음 잘라놓은 수박 꼭지를 닫은 후에
질그릇에 담아 주세요

그런 뒤에 은은한 불 위에 올려놓고 중탕으로 익혀서

통째로 꼭 짜서 나오는 물을 복용하면 효과가 있습니다.
하루 3번 식후에 드세요.

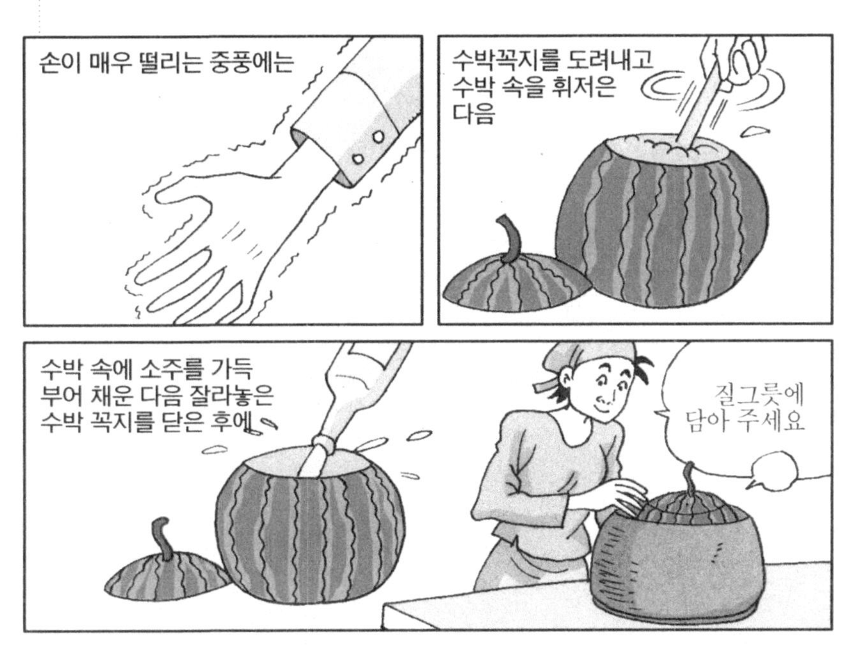

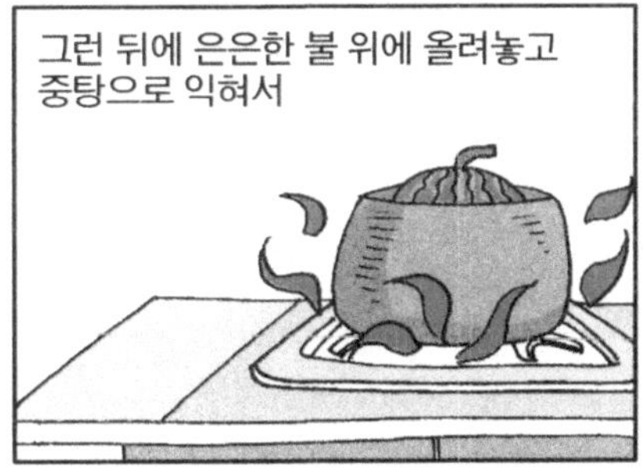

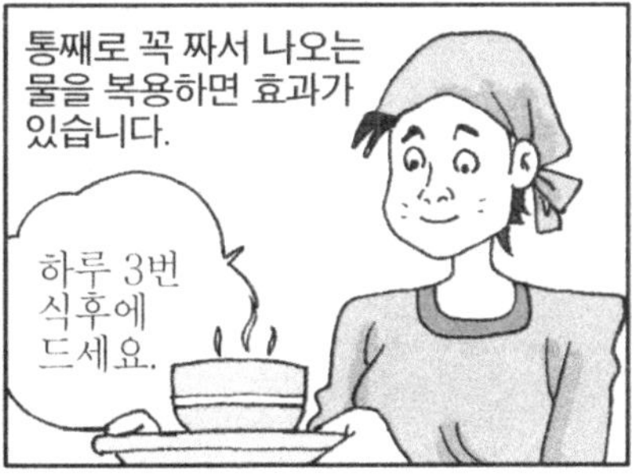

말하는 것이 어눌하고 수족이 마비된 중풍에 좋은 마른 쑥

말을 못하거나 수족이 마비된 사람에게는 마른 쑥 한줌을 540㎖의 물에 넣어 절반이 되도록 달여 3번에 나누어 복용시키면 됩니다.

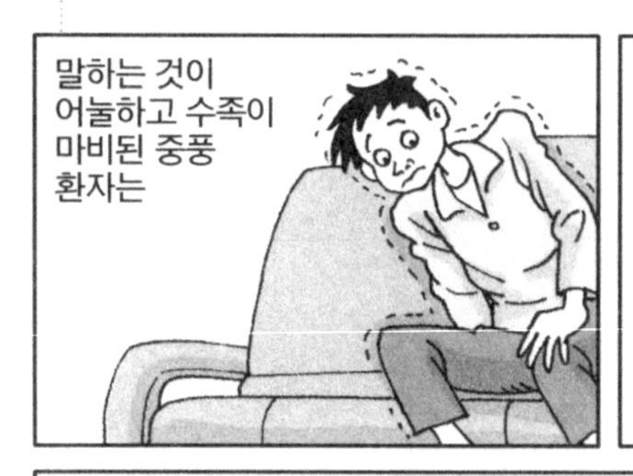

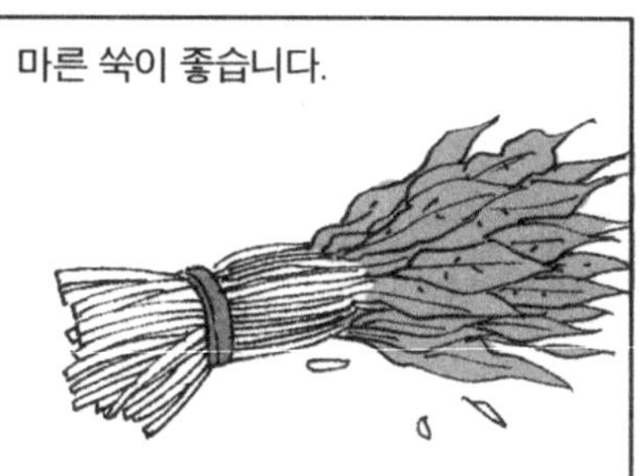

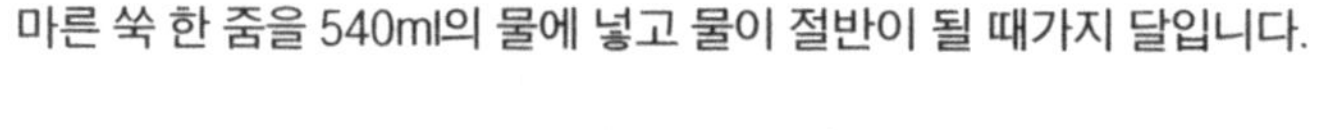

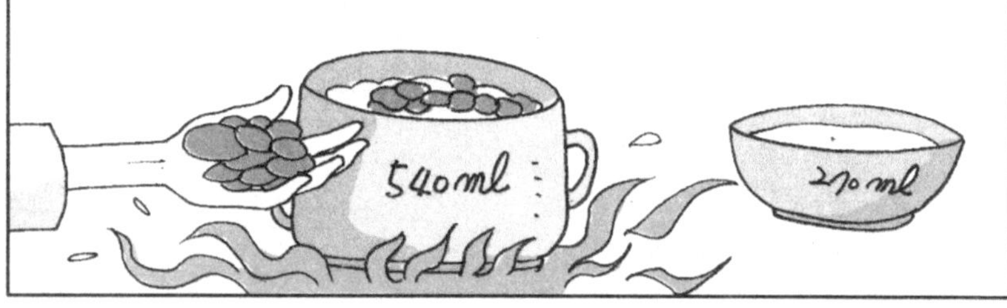

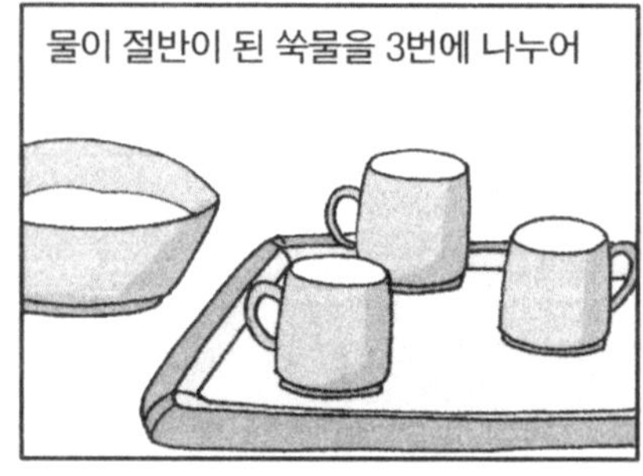

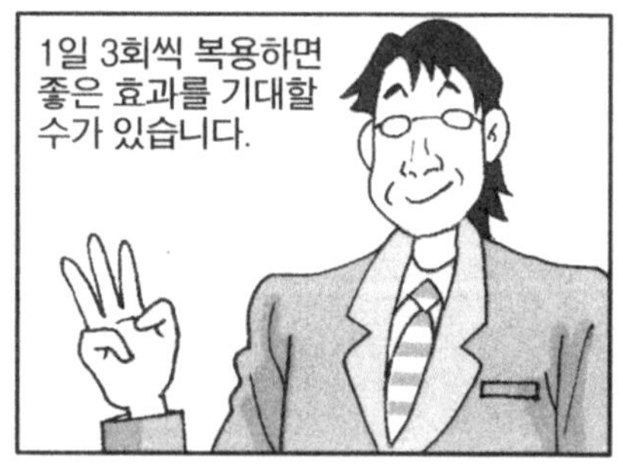

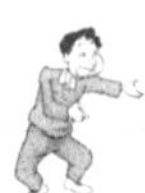

중풍으로 인해 담이 끓는 증상에 좋은 백반과 아조협

중풍에 담이 끓는 증세에는 백반 38g과 아조협 18.8g을 섞어 가루로 만들어 더운물로 1돈씩 복용시키면 됩니다. 담을 토하면 즉시 효과를 볼 수 있습니다.

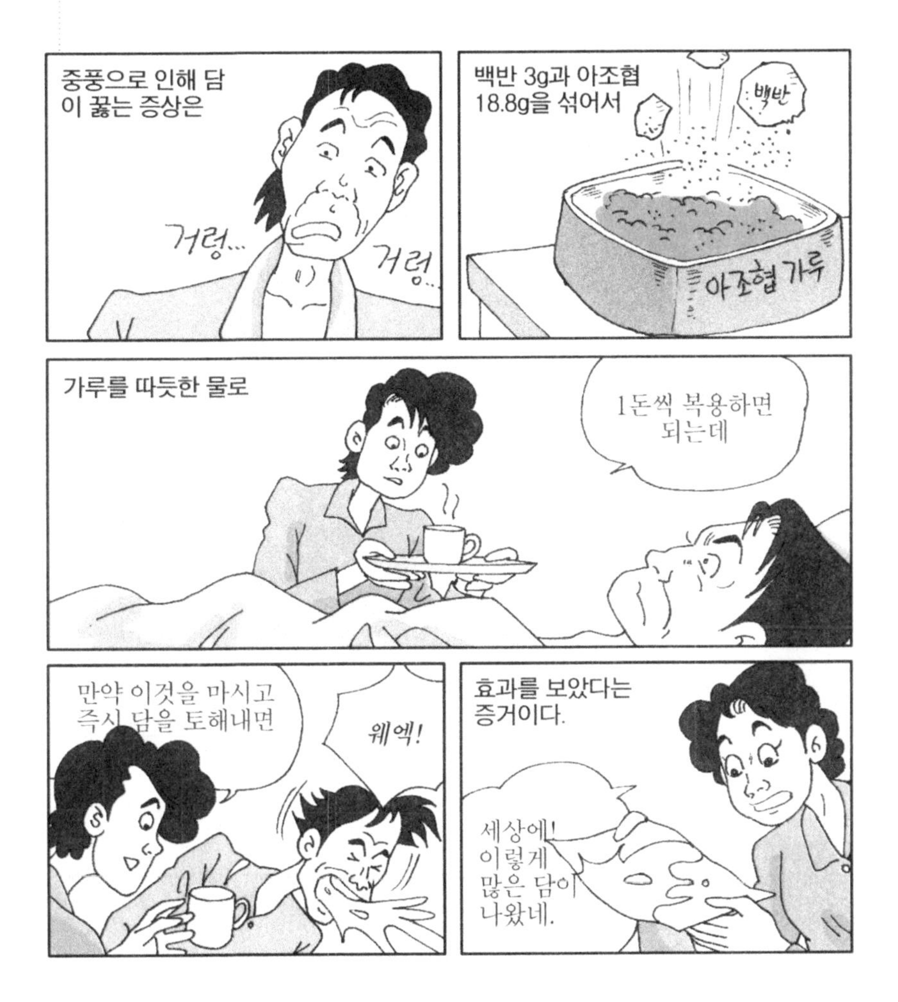

팔 다리가 저리고 뻣뻣하며 감각이 둔한 중풍에 좋은 오갈피

먹는 방법은 오갈피를 가루로 만들어 한번에 4~6g씩 하루 3번 끼니사이에 복용하면 됩니다. 풍병으로 팔다리가 저리고 뻣뻣하며 감각이 둔한 데 사용됩니다.

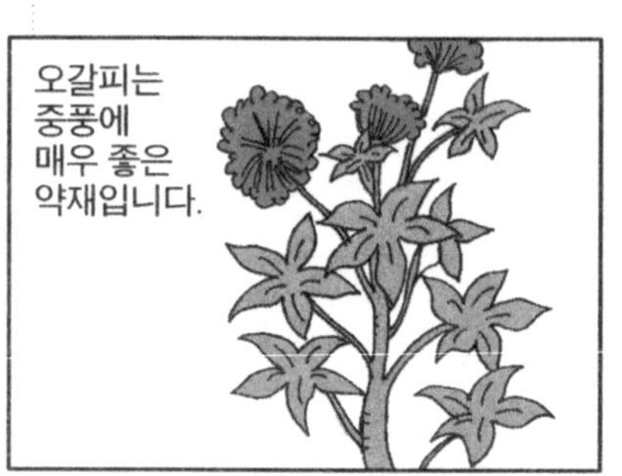

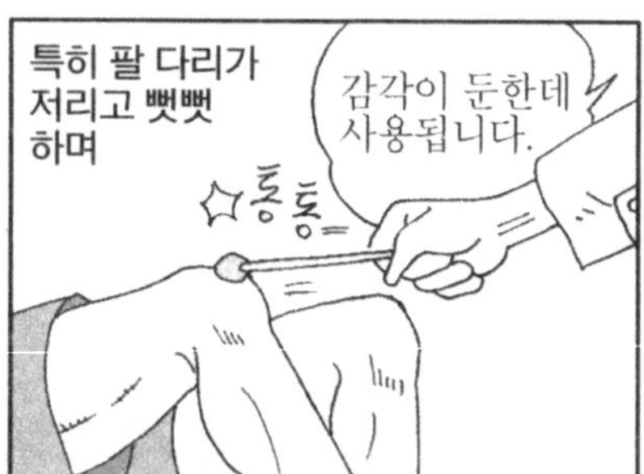

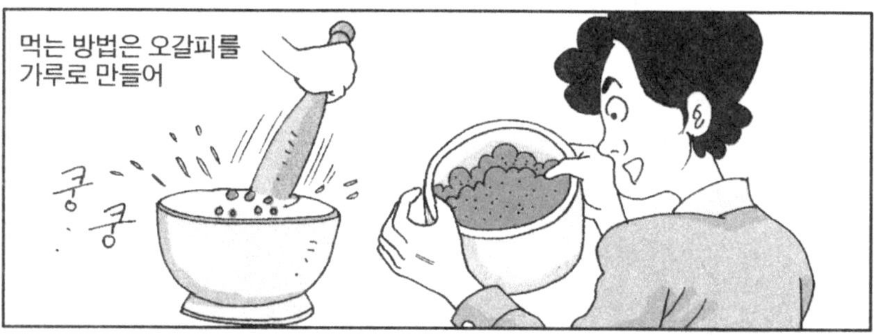

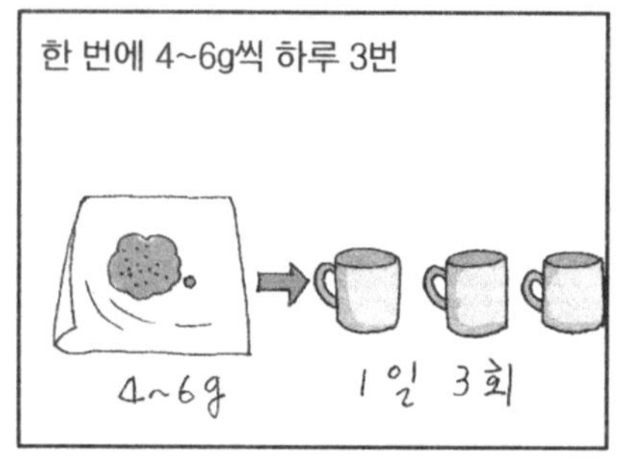

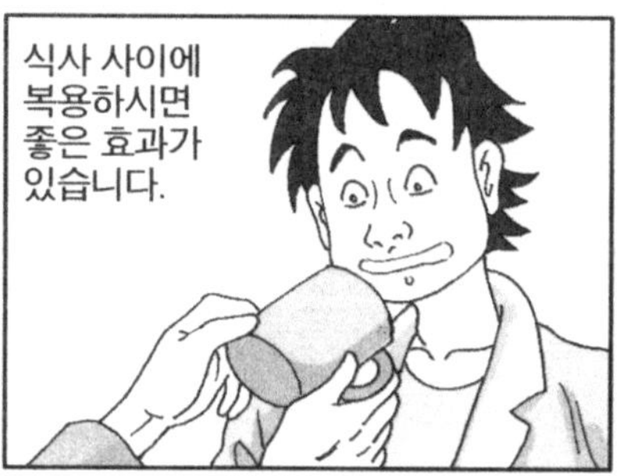

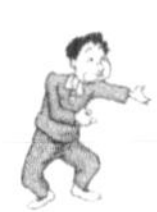

혀가 굳는 중풍에 좋은 숫오골계

중풍으로 혀가 굳은 데는 숫오골계 한 마리에 파흰밑을 한줌 썰어 넣고 푹 끓여 즙을 공복에 복용하게 되면 효과를 볼 수 있습니다.

중풍환자는 혀가
굳기도 합니다.

이때는 숫오골계
한 마리에

파의 아래 흰부분 한 줌을 썰어 넣고 푹 끓여 즙을 만든 다음

공복에 복용하게 하면 되는데

계속해서 복용을
하면 큰 효과를 볼
수가 있습니다.
어머! 굳은
혀가
풀렸네.

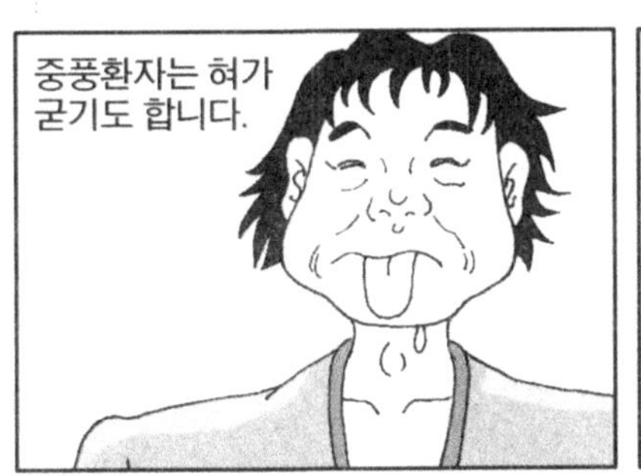

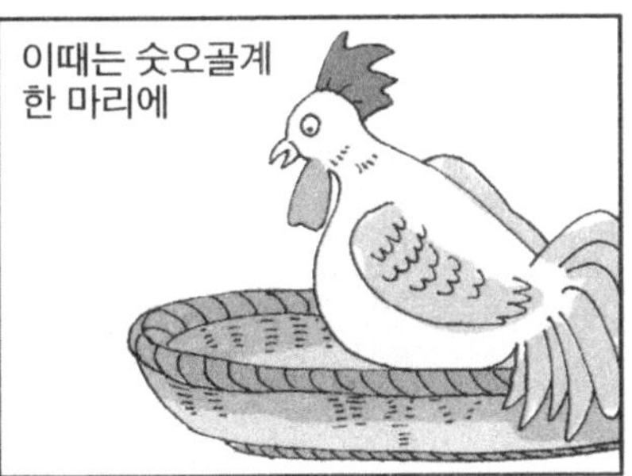

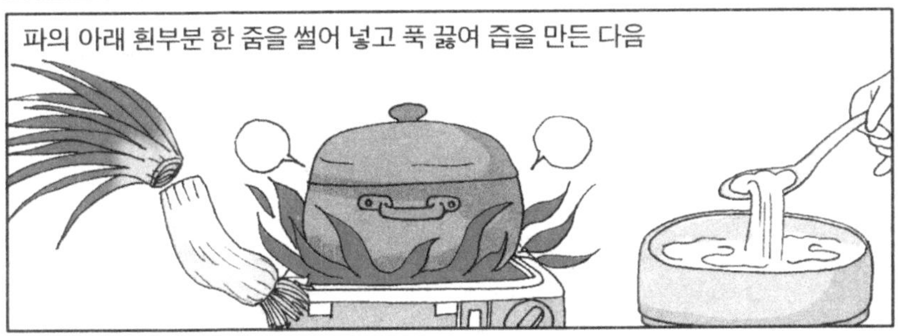

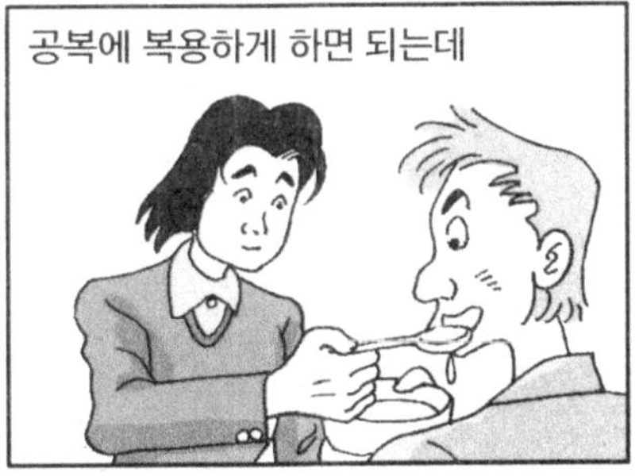

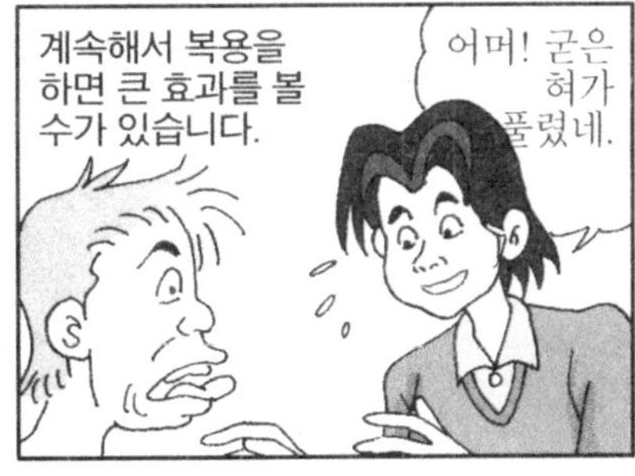

중풍으로 인해 목에 담이 가득 차 있을 때 좋은 오매

사용방법은 먼저 오매로 입을 문질러 입을 열게 한 다음 담소리가 들리면 백반가루 3.8g을 생강즙에 타서 입속에 넣고, 담소리가 없으면 검은콩을 연기가 나도록 볶아서 맑은 술에 급히 넣어 그 즙을 한 컵 정도 먹이면 됩니다.

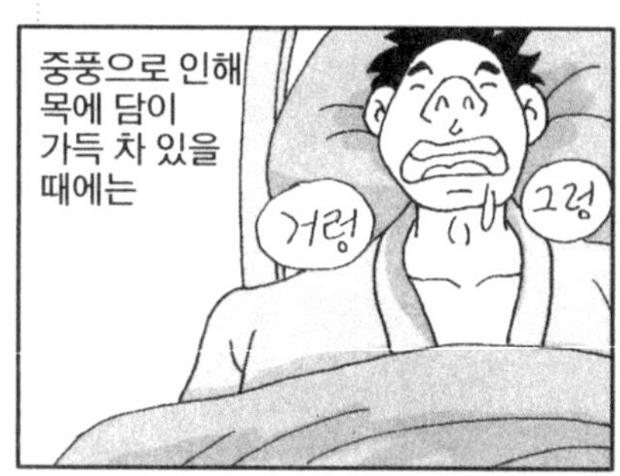

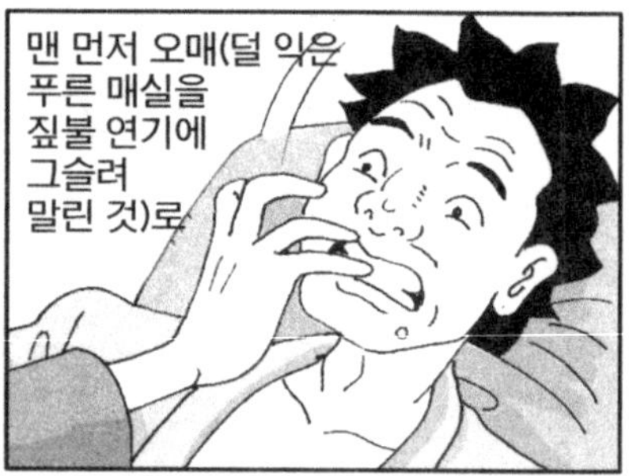

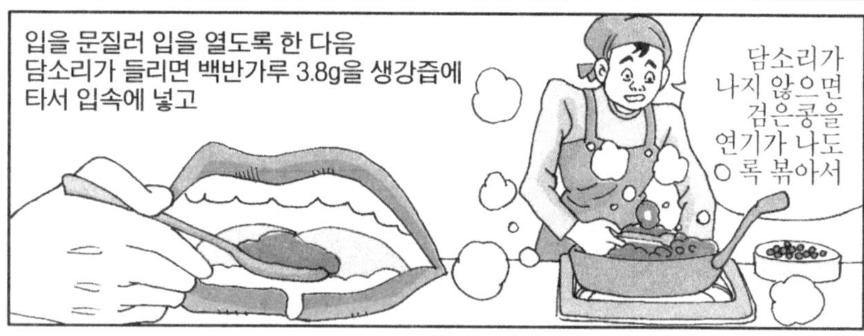

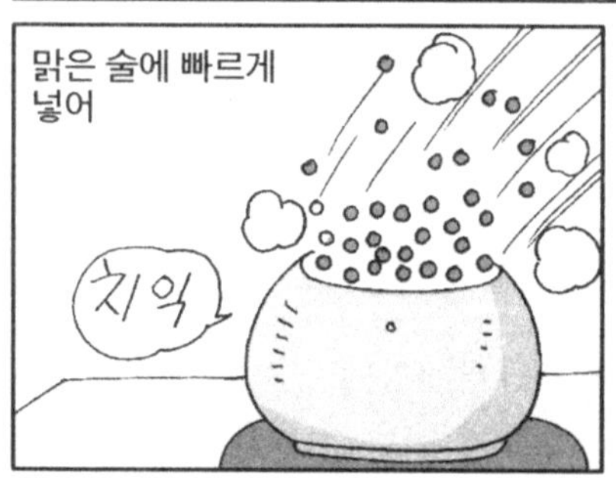

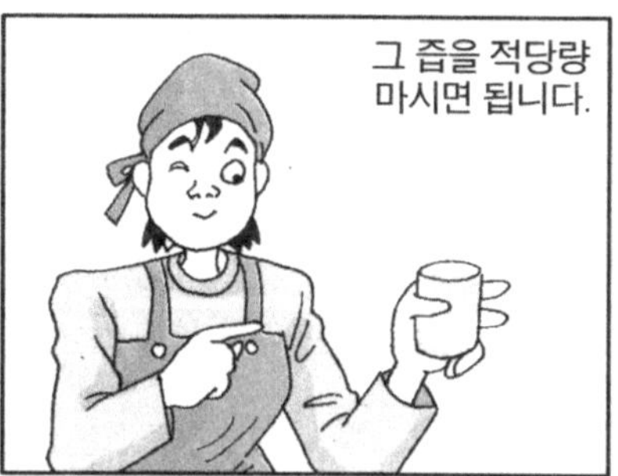

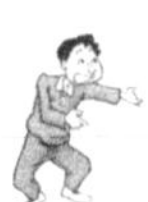

중풍에 좋은 웅황과 형개수

제조방법과 사용방법은 웅황과 형개수를 반반 섞어서 가루로 만들어서 콩술(검은콩을 연기가 나도록 볶은 즉시 같은 양의 맑은 술에 넣어 우러나오게 한 것)로 7.5g씩 복용하면 됩니다.

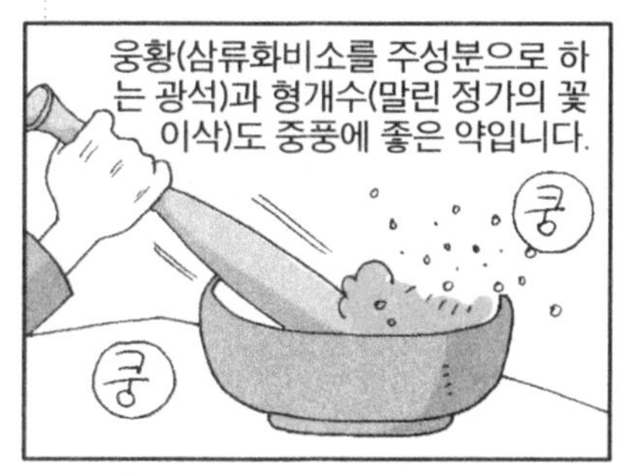

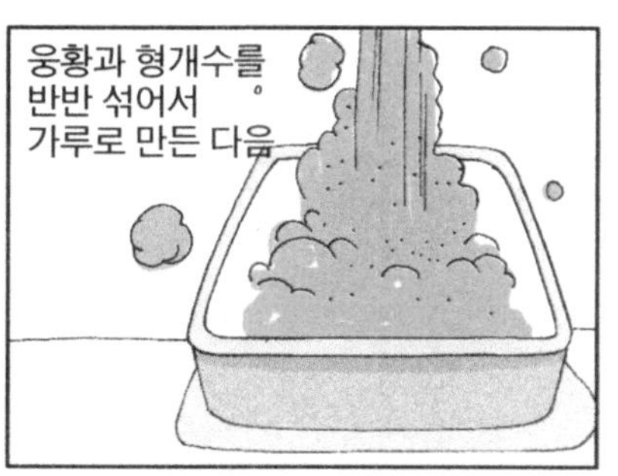

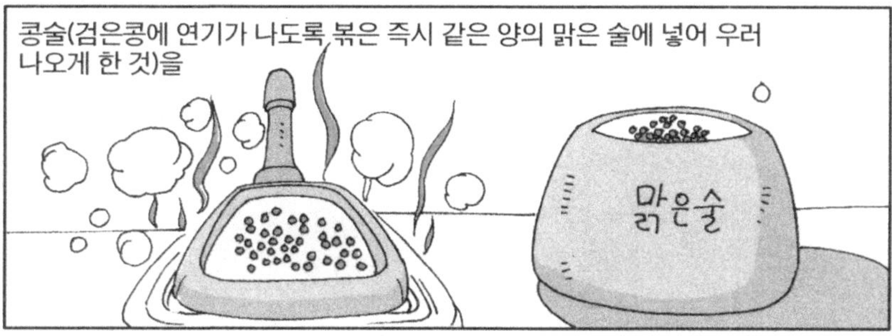

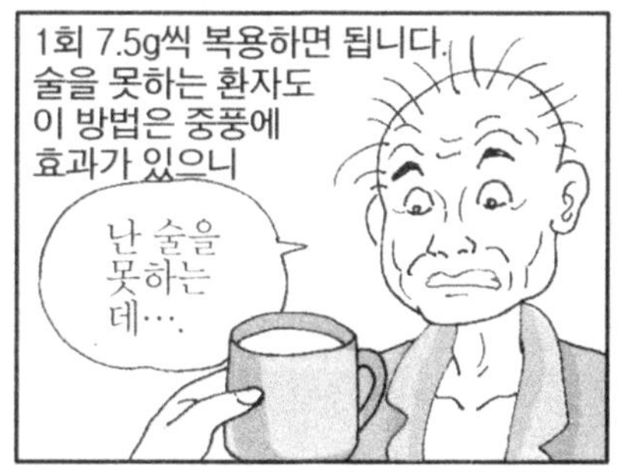

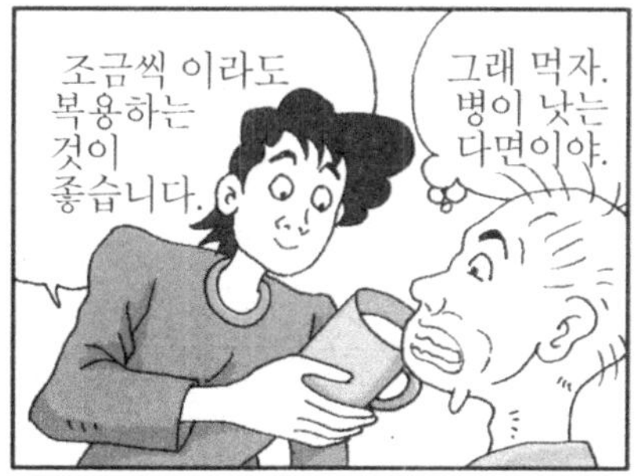

중풍으로 인하여 온몸이 마비가 되었을 때 좋은 자소

온몸이 마비되었을 때는 자소 75g을 짓찧은 다음 물 5.4ℓ에 넣어 즙을 짜내고 그 즙으로 멥쌀 360㎖를 끓여 죽을 쑤어 파와 후추, 생강을 섞어서 복용하면 됩니다.

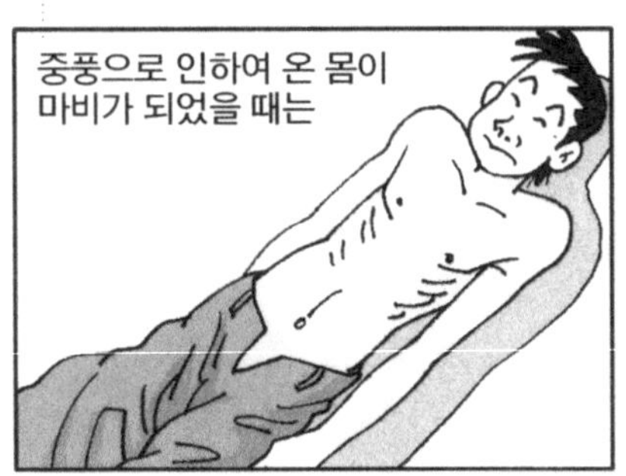

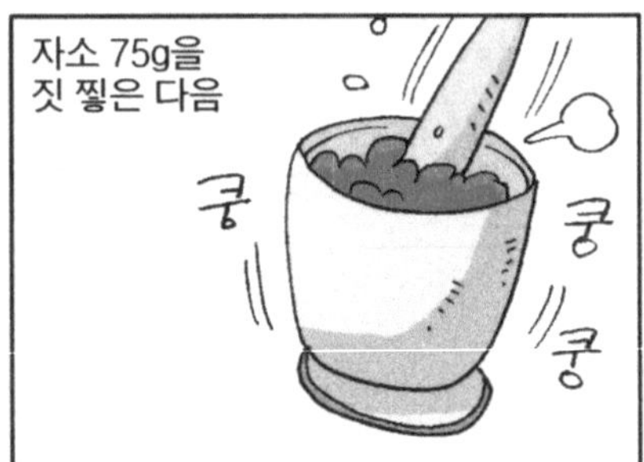

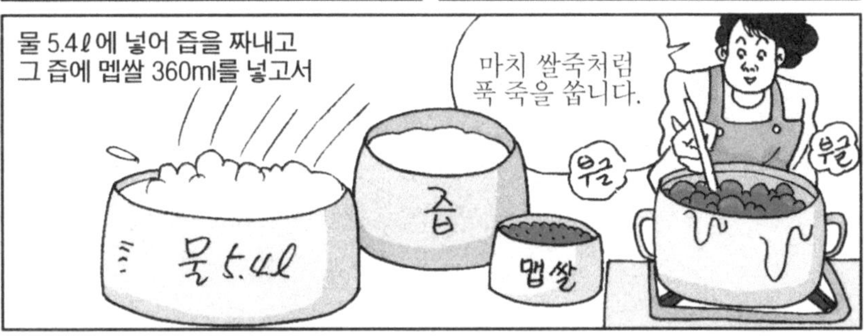

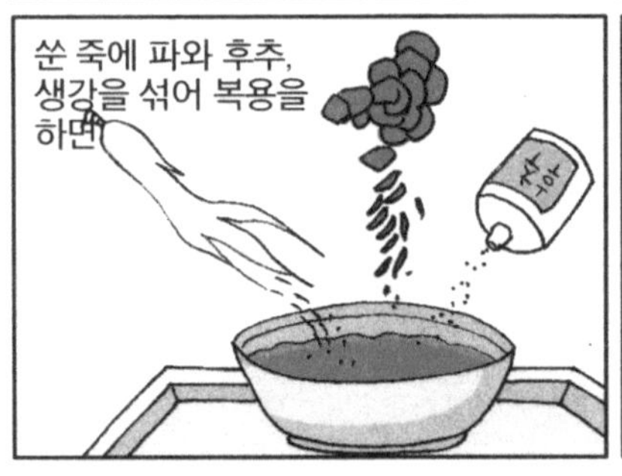

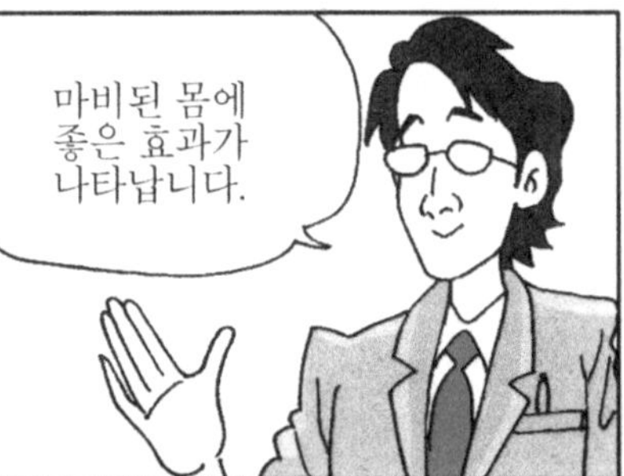

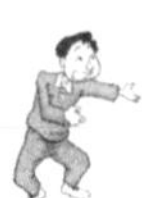

갑자기 풍을 맞아 위급할 때 좋은 조협

중풍으로 인사불성이 되어 입을 벌린 채 있거나 침을 흘리고 있거나 매우 위급할 때 조협(검은 줄거리는 버림)과 명반을 반반씩 섞어 가루로 만들어 한번에 4g씩 더운물로 천천히 삼키게 하면 됩니다.

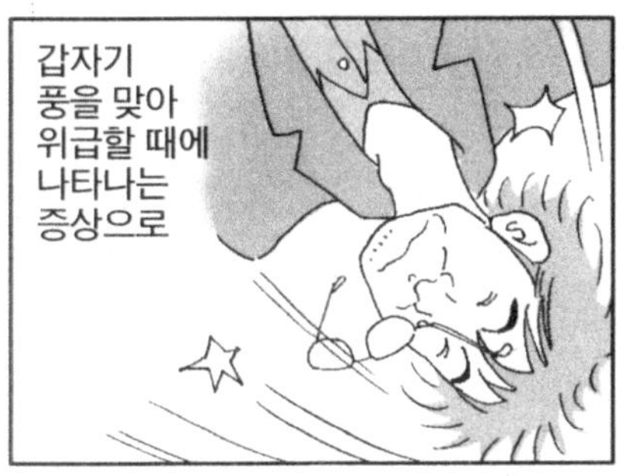

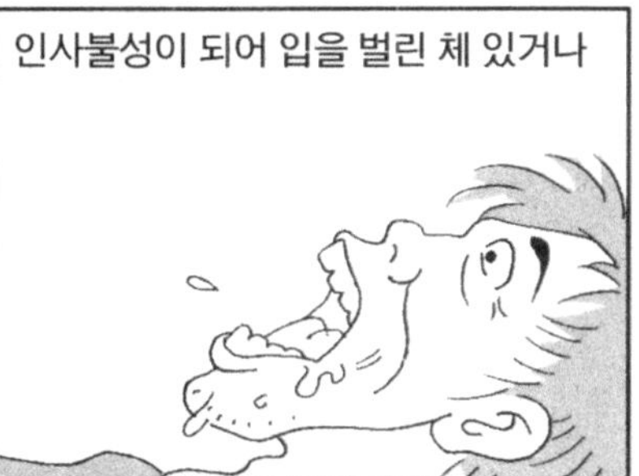

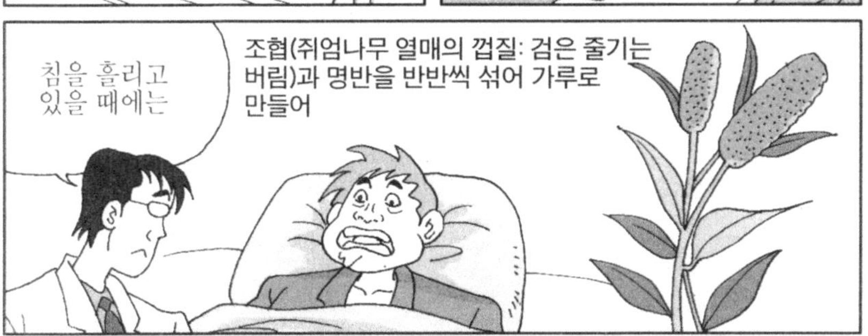

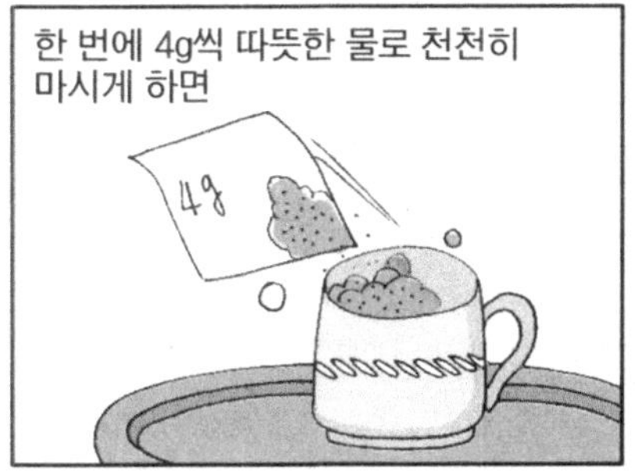

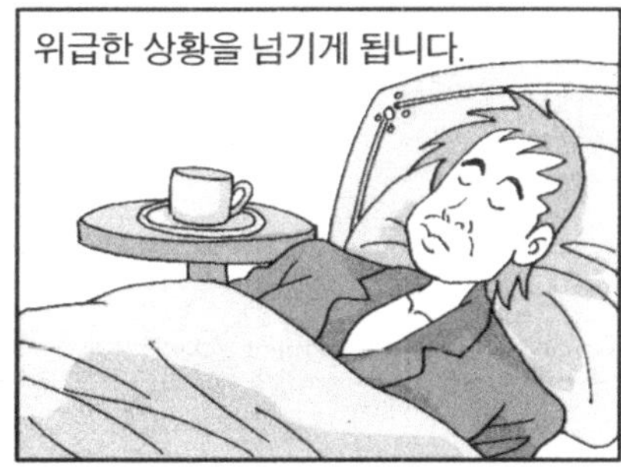

중풍으로 갑자기 쓰러진 환자에게 좋은 종려나무

중풍으로 갑자기 쓰러진 사람에게 종려나무의 세 잎을 새까맣게 태워서 즉시 먹입니다. 묵은 잎을 달여서 차대신 마시면 중풍을 예방할 수도 있습니다.

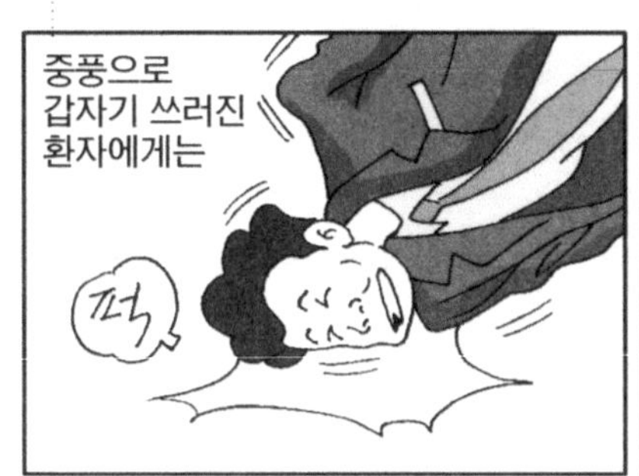

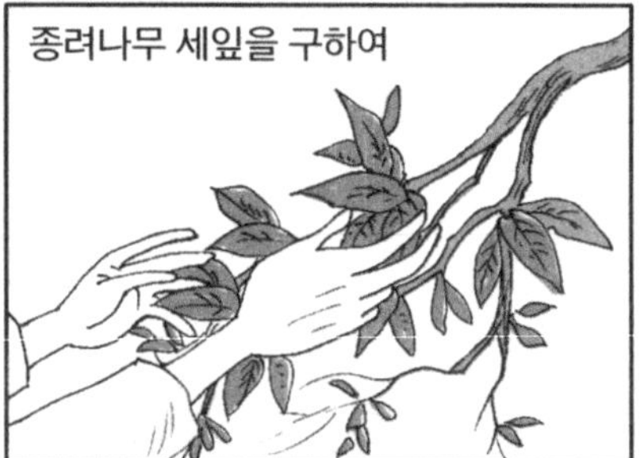

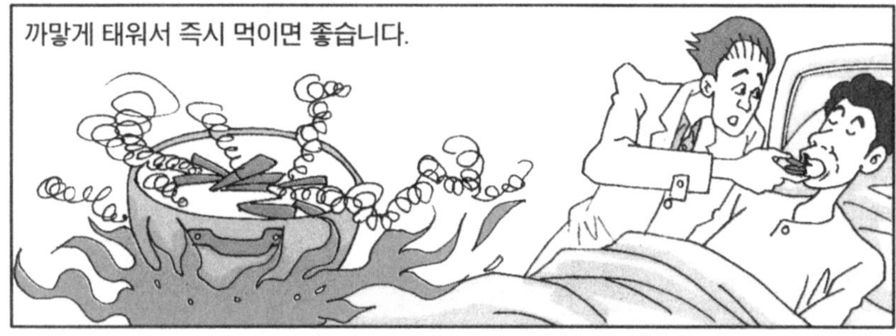

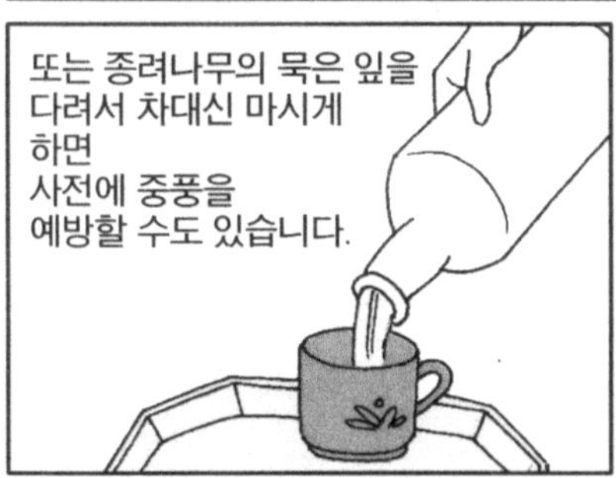

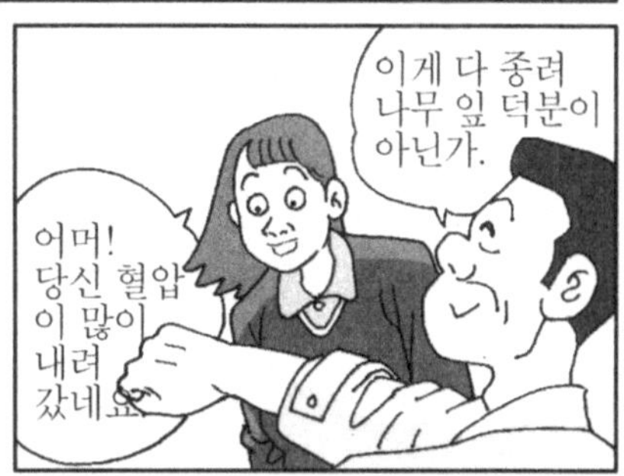

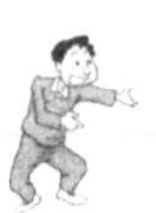

눈과 입이 마비된 중풍 증상에 좋은 지렁이

중풍으로 말을 못할 때 큰 지렁이(대가리가 흰색인 것) 3~4마리를 불로 바싹 말려 가루로 만든 후에 한번에 10g씩 물과 함께 복용하면 됩니다. 중풍으로 눈과 입이 비뚤어진 데는 지렁이 피를 반대쪽 구각에 발라줍니다. 혀가 뻣뻣해지고 아픈 데는 지렁이 한 마리를 소금으로 덮어두면 녹아서 물이 되는데 이물을 혀에 바르면 됩니다.

큰 지렁이(머리가 흰 것인 것) 3~4마리를 불로 바싹 말려서
가루로 만든 것이 중풍으로 말문이 막혀을 때에 효과가 있습니다.
지렁이 말린 가루는 한 번에 10g씩 물과 함께 복용하고
눈과 입이 마비된 증상에는 지렁이 피를 반대쪽 구강에 발라줍니다.
혀가 뻣뻣해지고 아프다면 지렁이 한 마리를 소금으로 덮어두면
녹아서 물이 되는데
녹은 물을 환자의 혀에 발라주면 효과가 있습니다.

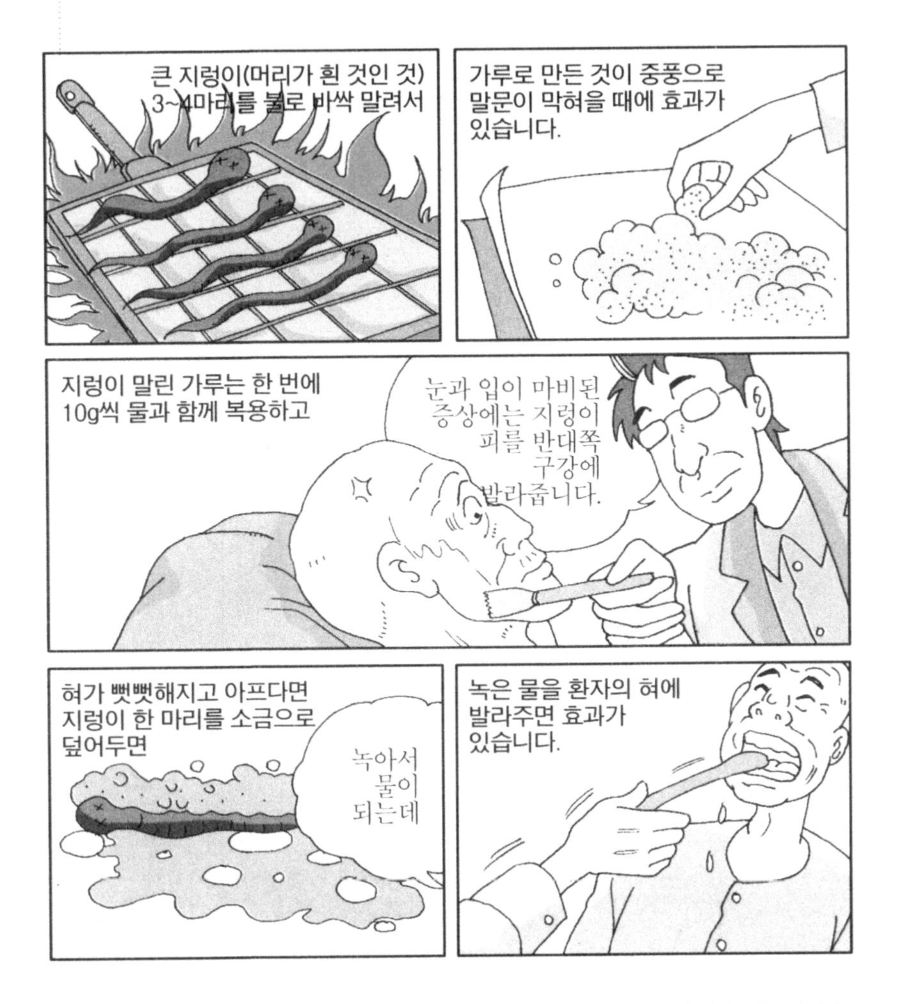

중풍으로 팔다리를 쓰지 못하거나 입과 눈이 돌아갔을 때 좋은 진교

먹는 방법은 9~10월에 진교의 뿌리를 캐어 그늘에서 말린 다음에 썰어서 10~15㎖를 물에 달여 2번에 나누어 끼니사이에 복용하면 됩니다. 중풍으로 팔다리를 쓰지 못하거나 입과 눈이 비뚤어진데 사용됩니다. 약을 쓰는 도중에 가슴이 답답하면서 두근거리는 증세가 있거나 혈압이 갑자기 떨어지면 그 양을 줄이거나 복용을 중단해야합니다.

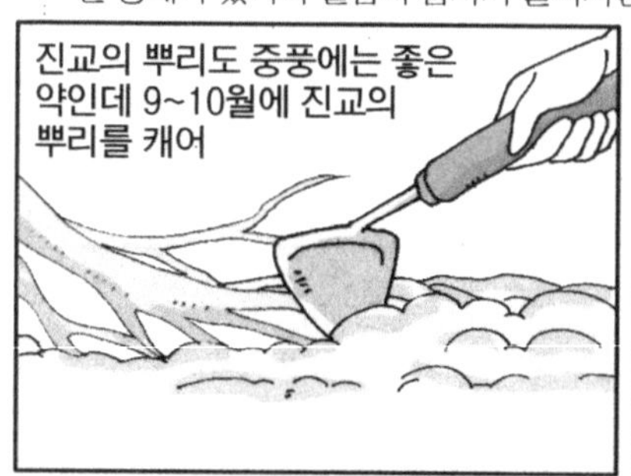

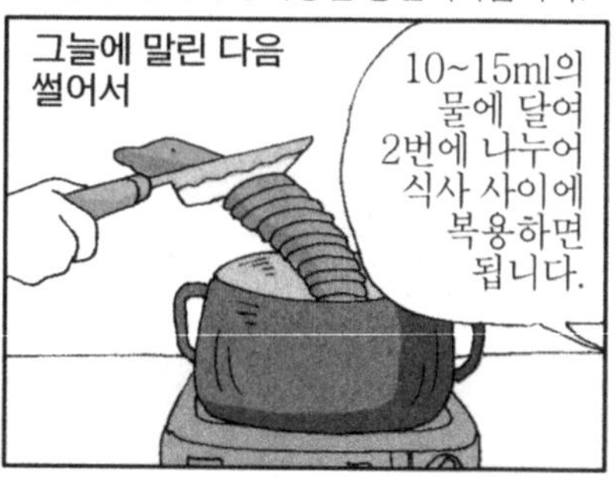

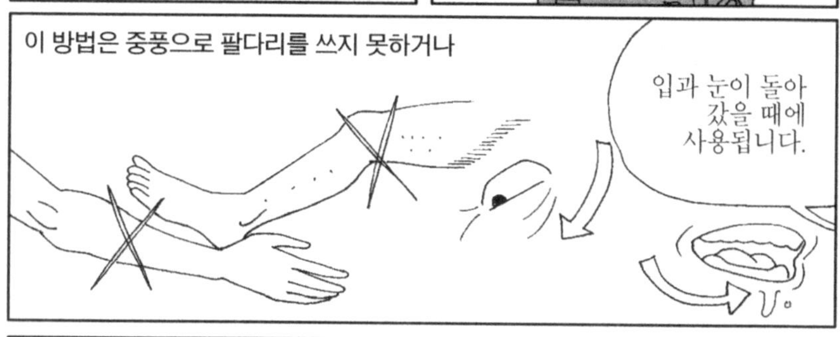

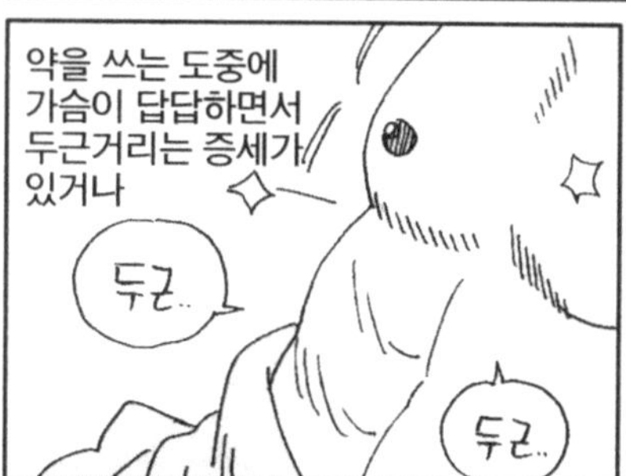

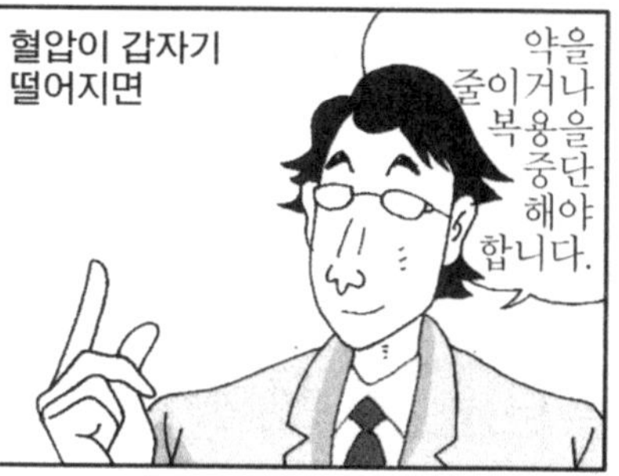

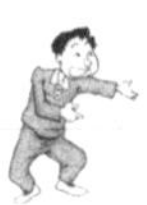

중풍으로 막힌 가래를 삭혀주는 참기름

중풍으로 목에 걸린 가래를 뱉지 못하는 데는 참기름 한 컵에 생강즙 반 컵을 섞어 천천히 입에 떠 넣으면 됩니다. 또 달걀 흰자위 한 개와 참기름 40g을 섞어 먹어도 좋습니다.

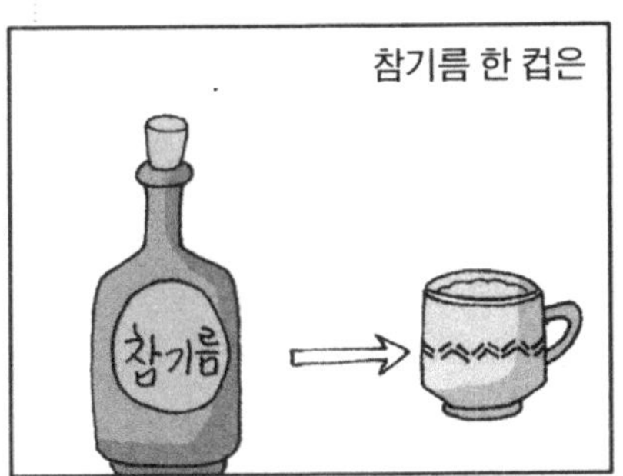

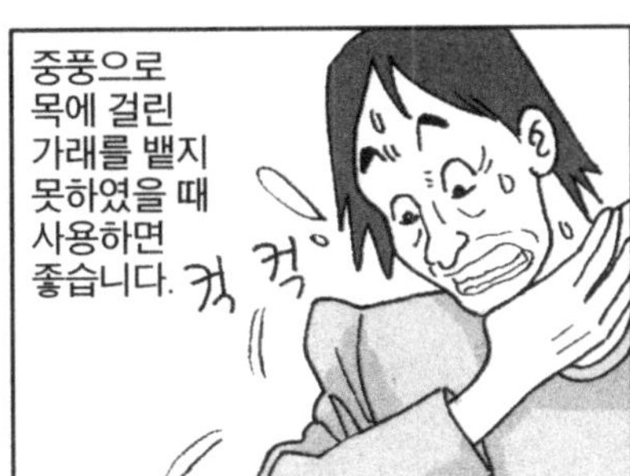

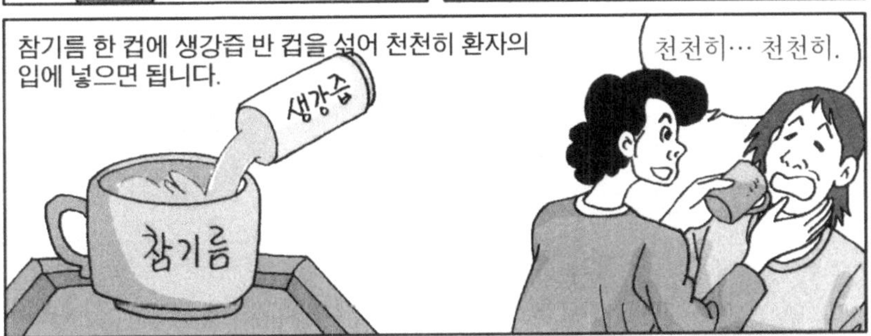

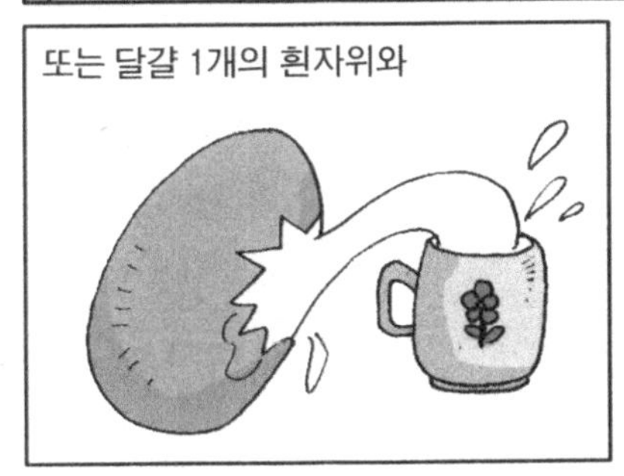

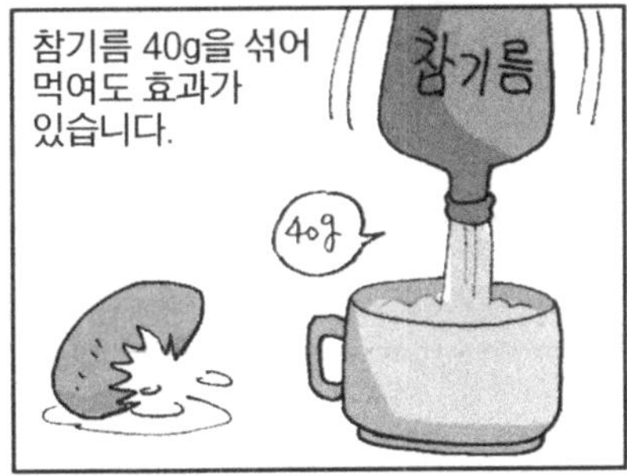

중풍으로 인한 반신불수에 좋은 참깨와 뽕잎

반신불수에는 참깨 12g, 뽕잎 12g을 가루로 만들어 막걸리와 함께 복용시키면 됩니다. 먹은 횟수는 두 번으로 나누어 하루에 2번씩 매일 복용하면 됩니다.

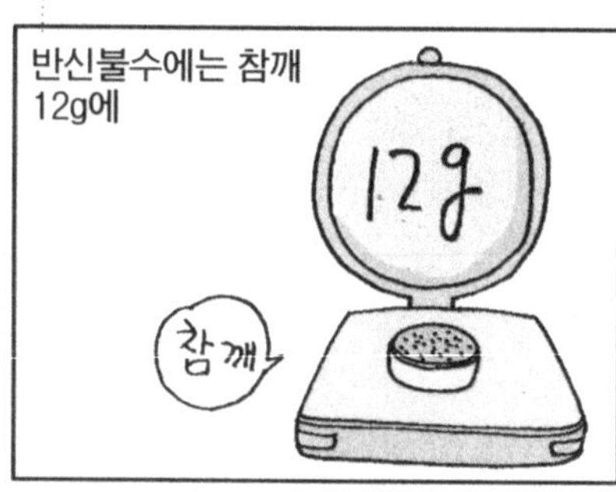

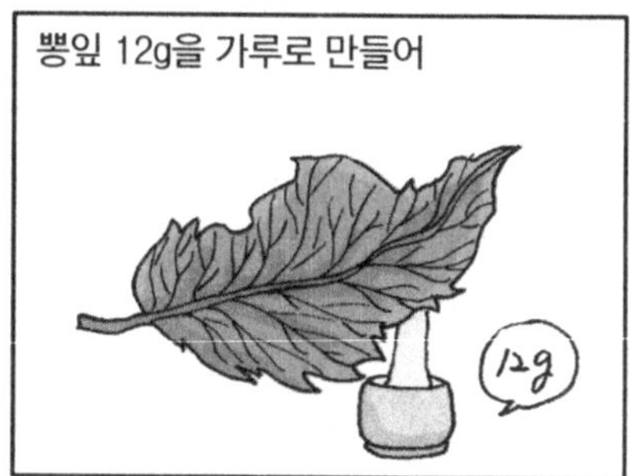

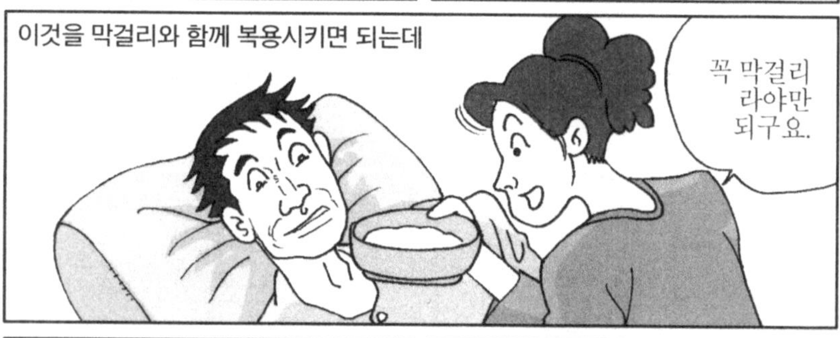

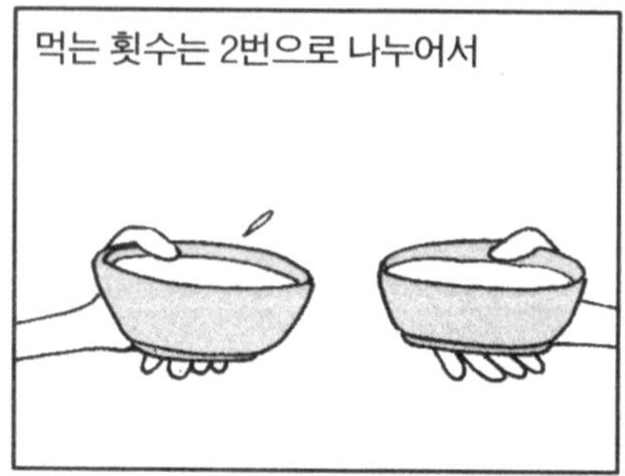

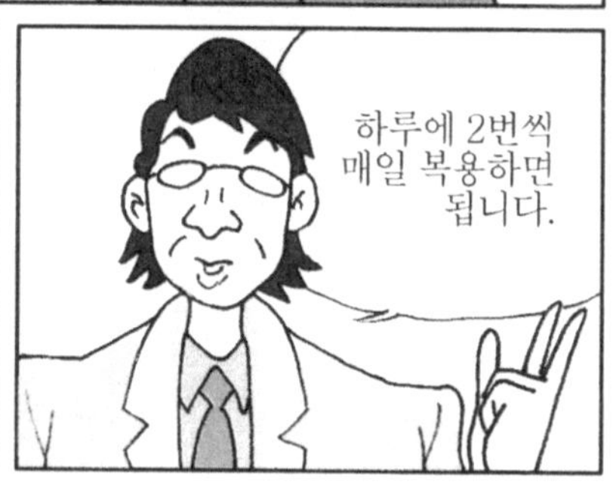

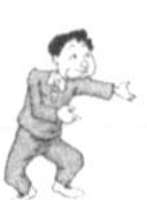

경련이 일어나는 중풍에 좋은 천마싹

먹는 방법은 천마 싹 10~15g을 물에 넣어 달여서 2번에 나누어 끼니사이에 복용하면 됩니다. 풍으로 머리가 어지럽고 아프며 경련이 자주 일어나는 데 사용됩니다.

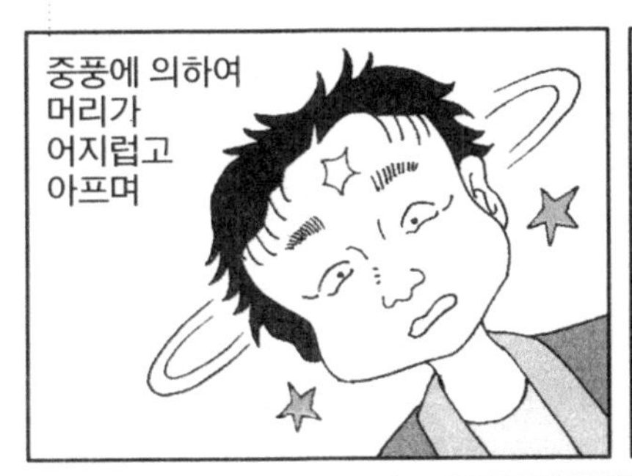

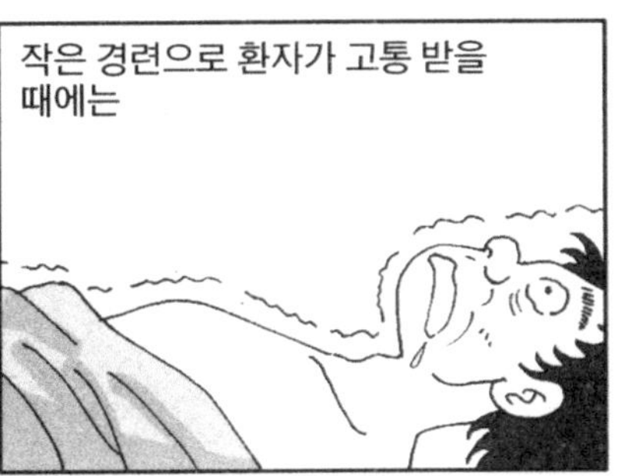

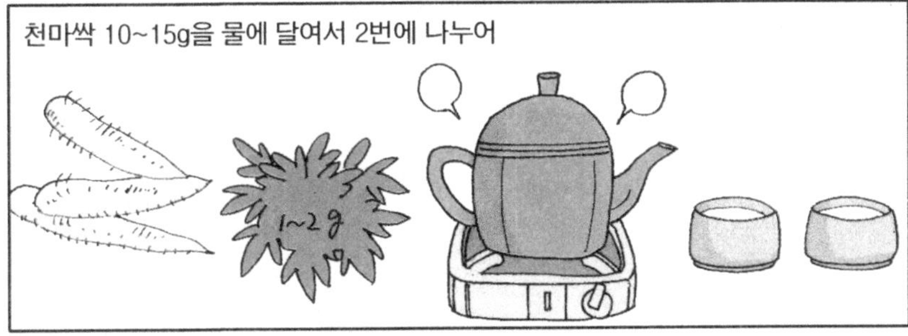

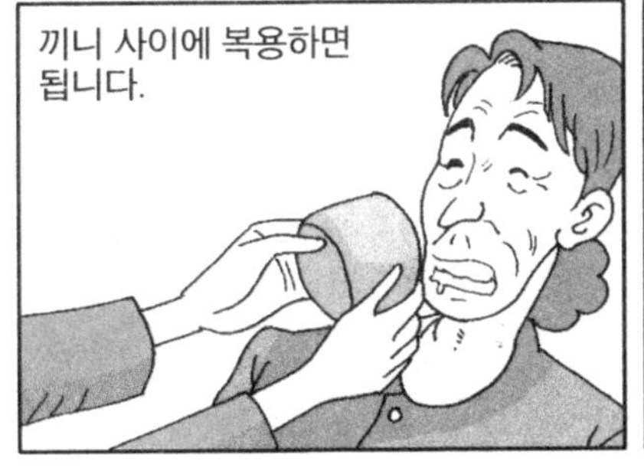

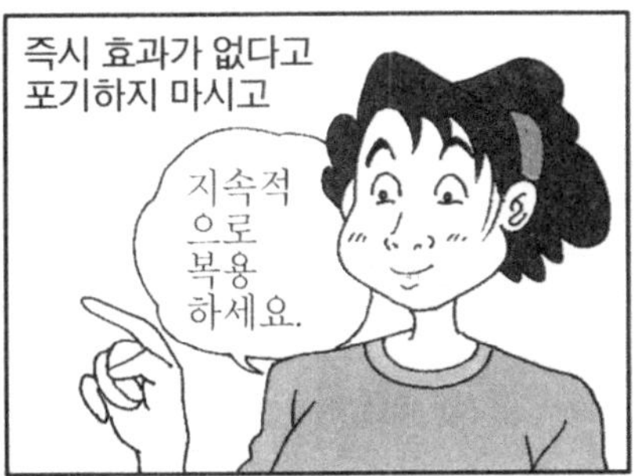

반신불수가 된 중풍에 좋은 천호와 찬남성, 용뇌, 사향

반신불수가 된 데는 천오 150g, 오령지 150g, 천남성 100g, 용뇌 1.5g, 사향 1.5g을 가루로 만들어(사향은 따로 가루로 만든 다음 함께 섞는다) 물로 반죽하여 오동씨 크기의 환약으로 만들어 한번에 10알씩 하루에 2번 더운물과 함께 복용하면 됩니다.

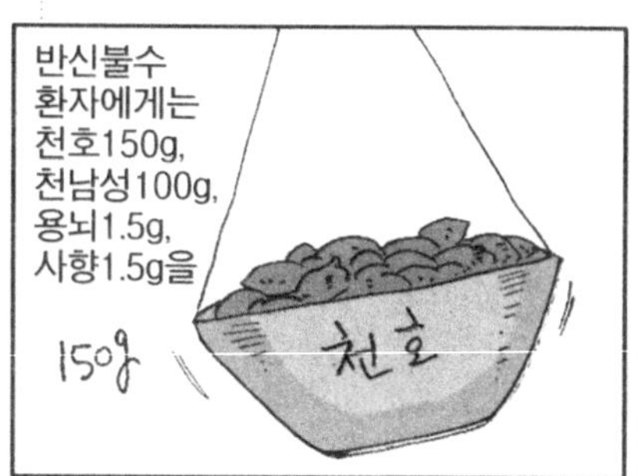

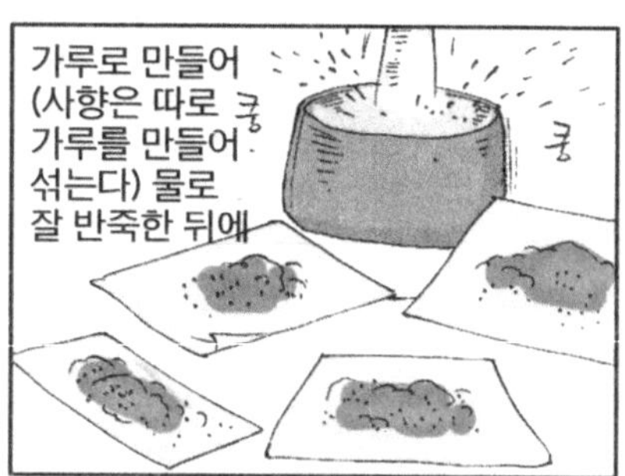

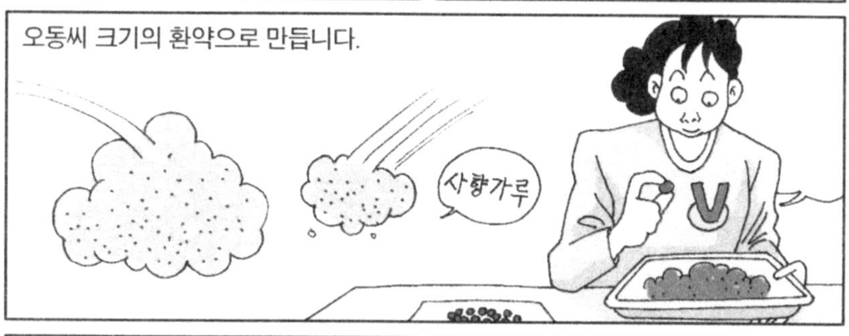

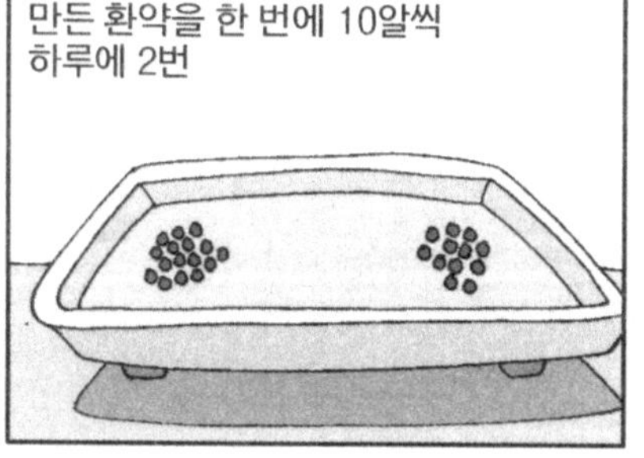

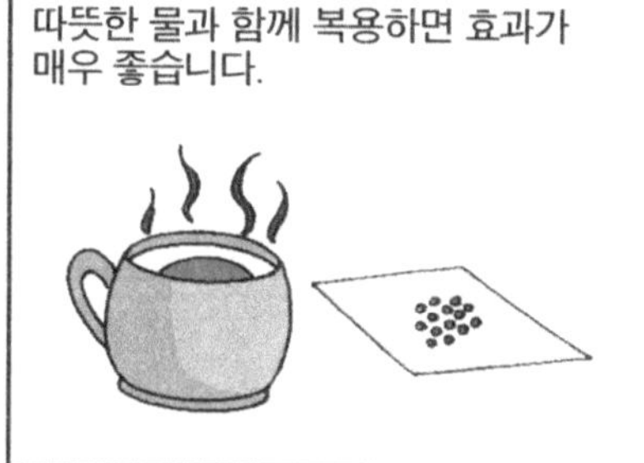

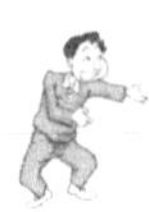

말을 못하는 중풍에 좋은 측백잎과 파

먹는 방법은 측백잎(측백엽)에 파 밑(뿌리째로)을 뿌리째 한줌을 합해 짓찧어 맑은 술 1.8ℓ에 넣어 푹 끓인 후 4~5번에 나누어 아무 때나 덥혀서 복용시키면 됩니다. 풍을 맞아 의식이 없고 가래가 끓으며 이를 악물고 말을 못하는 데 사용하면 효과적입니다. 측백 잎에는 지혈을 하는 작용이 성분이 들어 있습니다.

측백잎(측백엽) 파밑(뿌리채로)
한 줌을 합하여 짓찧어

맑은 술 1.8ℓ에 넣어 푹 끓인
후에
술

4~5번에 나누어 아무 때나
따뜻하게 데워서 복용하면
되는데
그렁
그렁
이 방법은 풍을
맞아 의식이 없고
가래가 끓으며
이를 악물고

말을 못하는 상태에
사용하면
효과적
입니다.

측백잎에는 지혈작용을 하는
성분이 들어 있습니다.
지혈작용

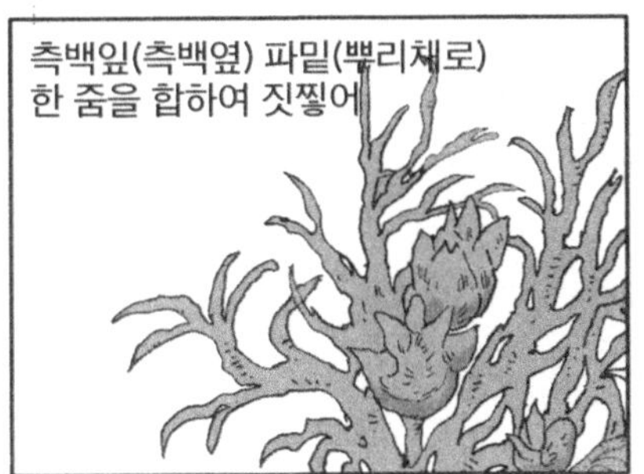

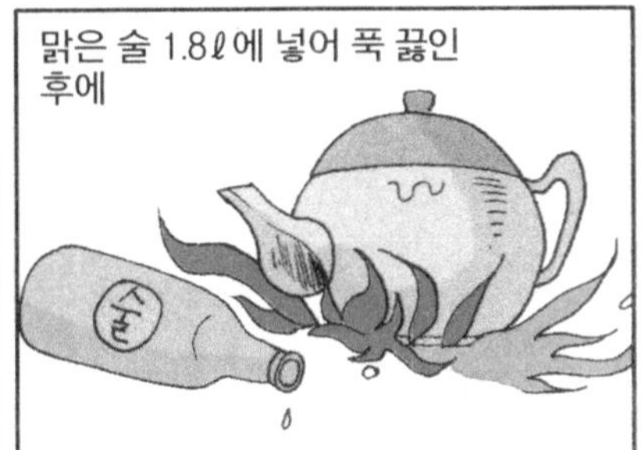

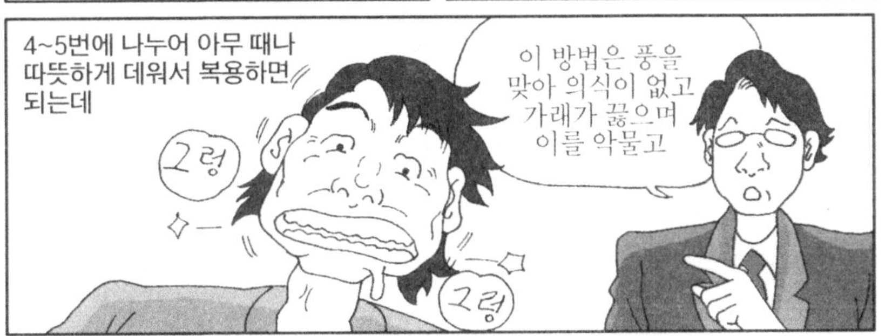

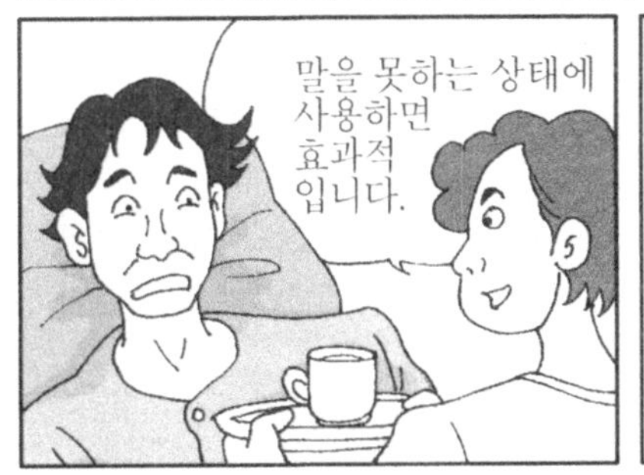

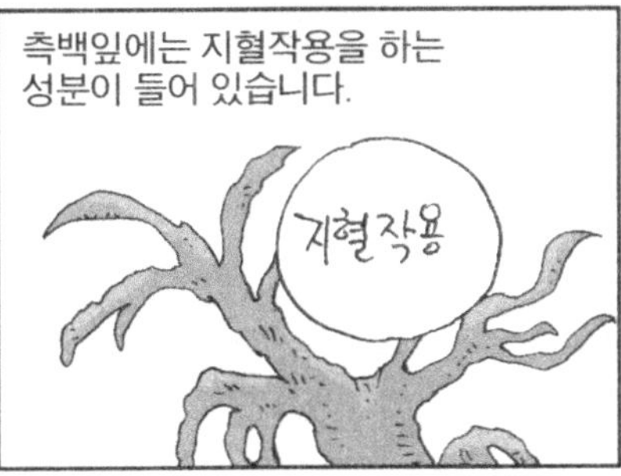

팔다리가 마르고 등이 굽을 때 좋은 검은콩술

중풍으로 팔다리가 마르고 등이 굳어질 때는 검은콩 9g을 볶아 술 28.8 ℓ 에 넣어서 밀봉해 두었다가 콩은 버리고 술만 자주 복용케 하면 됩니다.

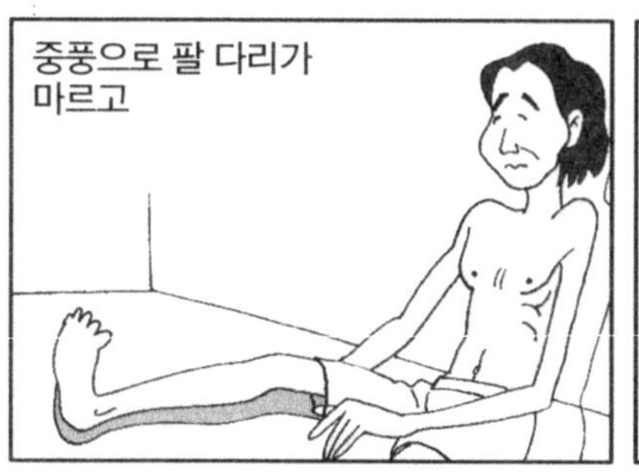

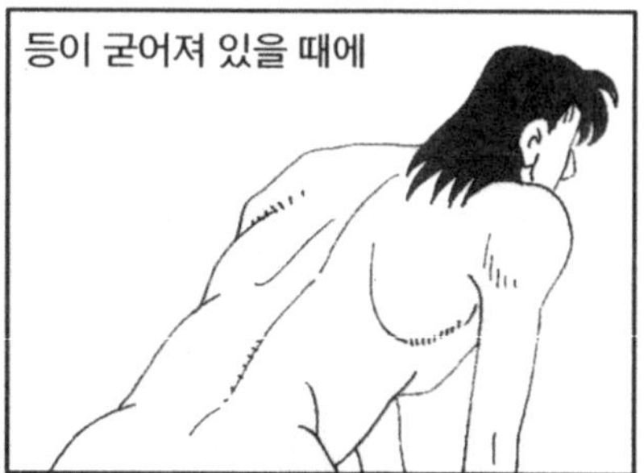

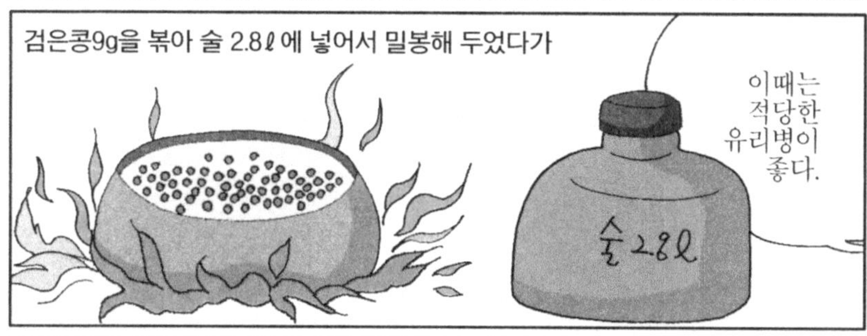

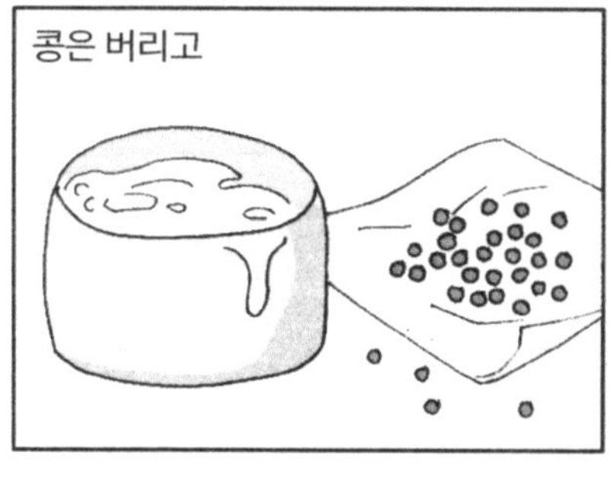

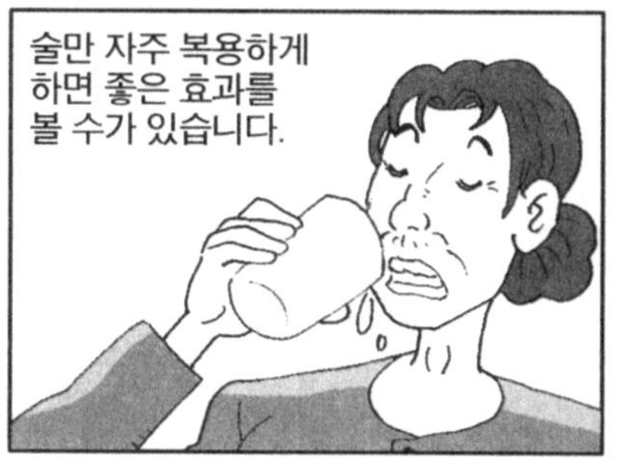

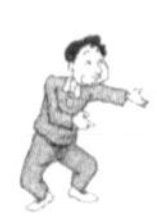

중풍으로 말을 못할 때에 좋은 파두, 쑥 연기

제조방법과 사용방법은 중풍으로 말을 못하면 껍데기를 벗긴 파두 한 알을 2배가량의 쑥과 함께 짓찧어 태운연기를 코에 흡입시키면 곧바로 정신을 차리고 말을 할 수가 있습니다.

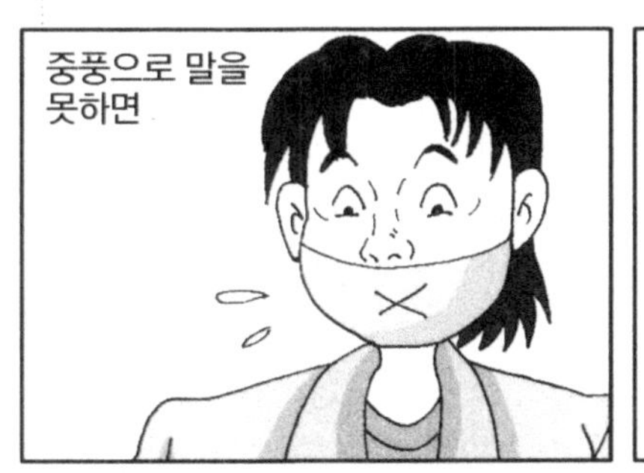

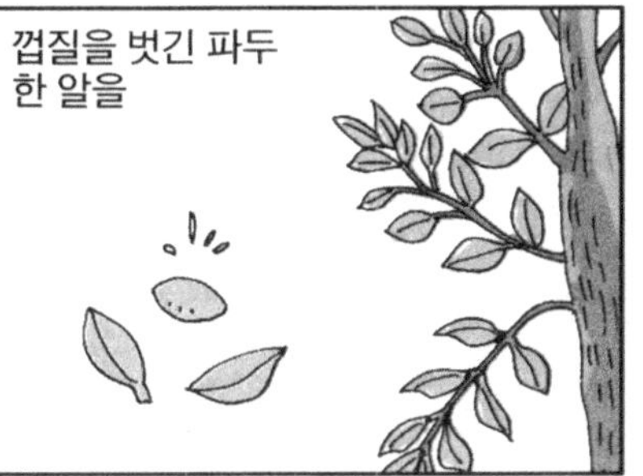

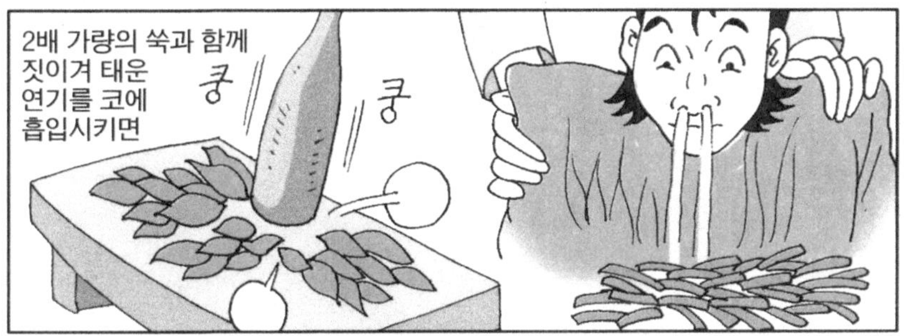

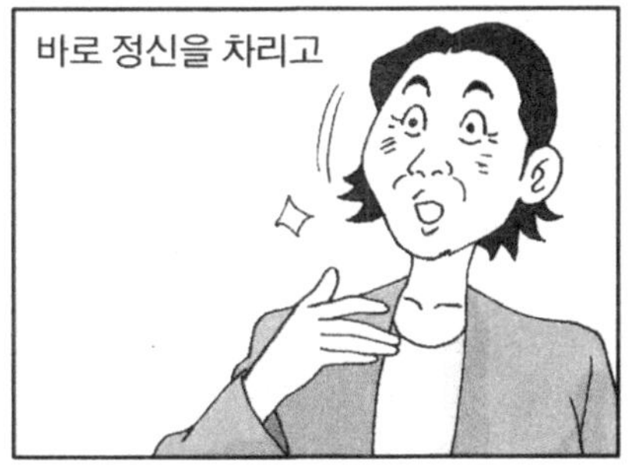

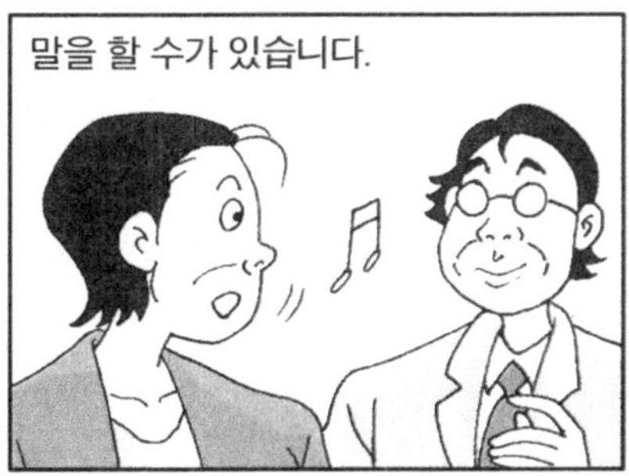

열이 나는 중풍에 좋은 파밑

먹는 방법은 푸른 잎과 잔뿌리는 뜯어버리고 깨끗하게 씻은 파밑 2줌을 물에 달여서 하루 2번에 나누어 식후에 복용하면 됩니다. 중풍으로 열이 나면서 얼굴이 부석부석한 데 사용됩니다.

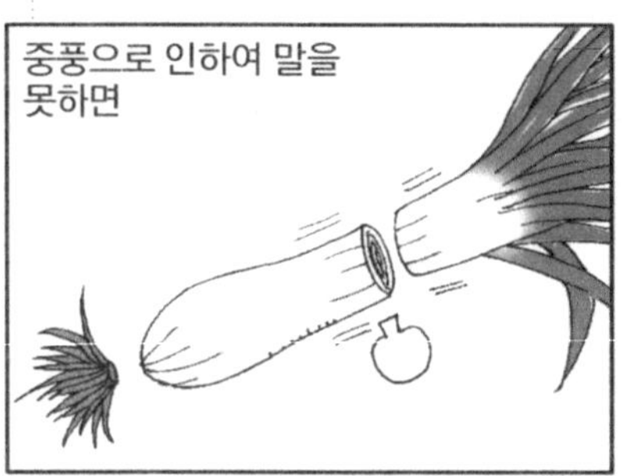

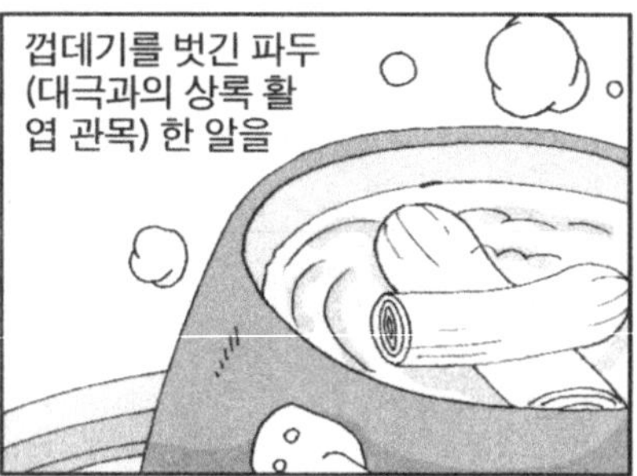

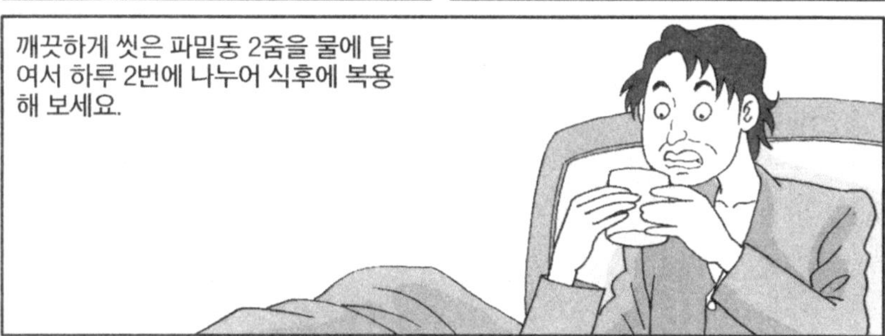

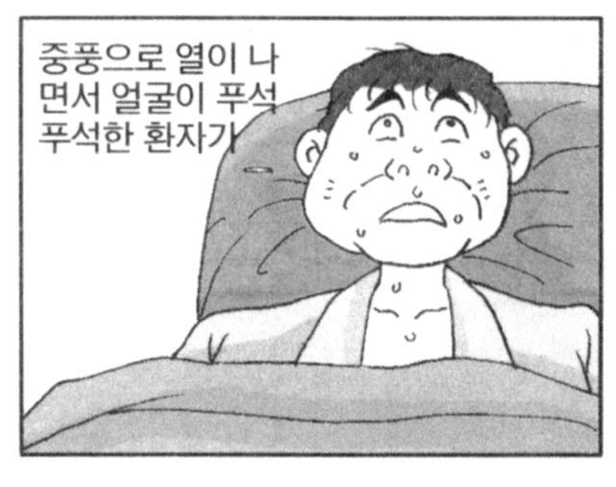

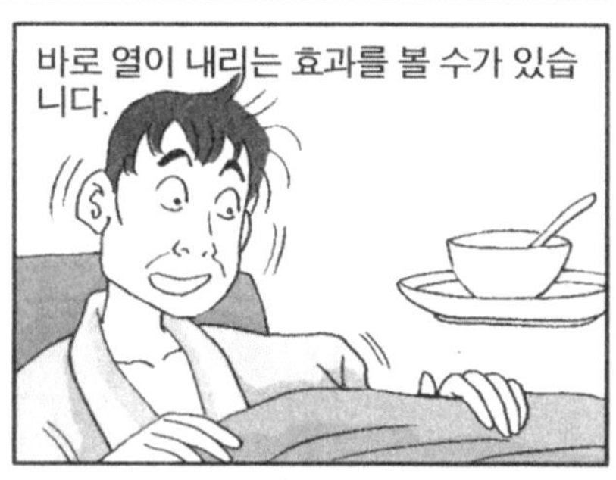

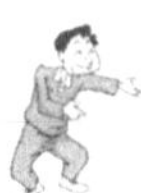

손발을 쓰지 못하는 중풍에 좋은 삼지구엽초

먹는 방법은 팔파리 600g을 성근 천주머니에 넣고 술에 5~7일 동안 담가두었다가 팔파리는 건져내고 그 술을 한번에 40~50ml씩 하루 3번 빈속에 복용하면 됩니다. 한쪽 손발을 잘 쓰지 못하는 데 사용됩니다.

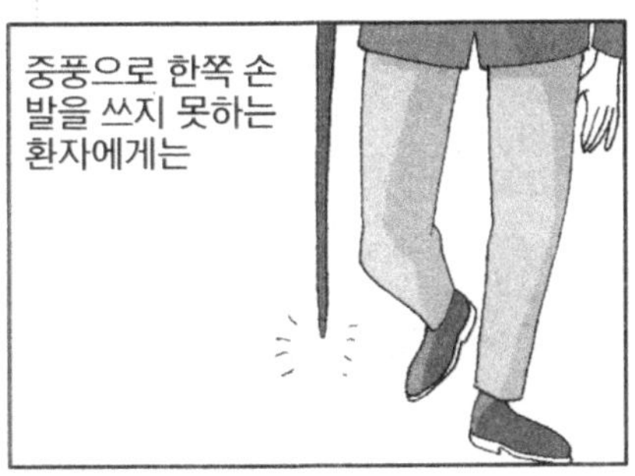

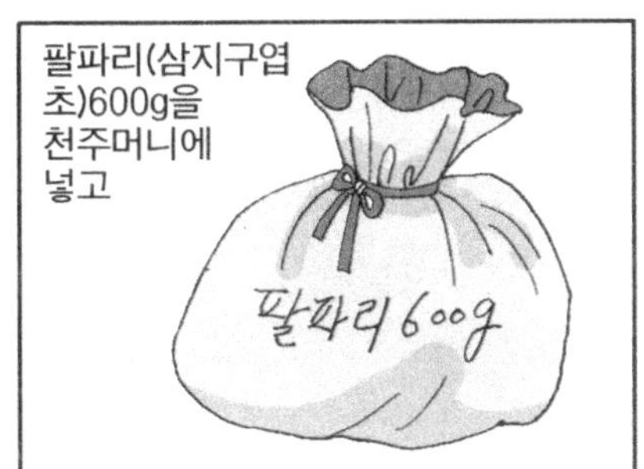

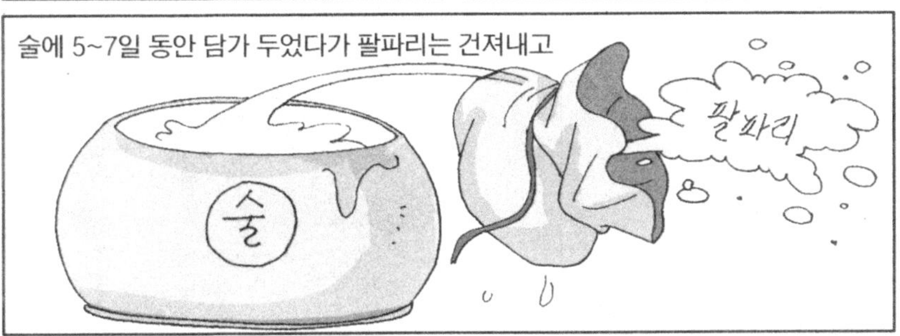

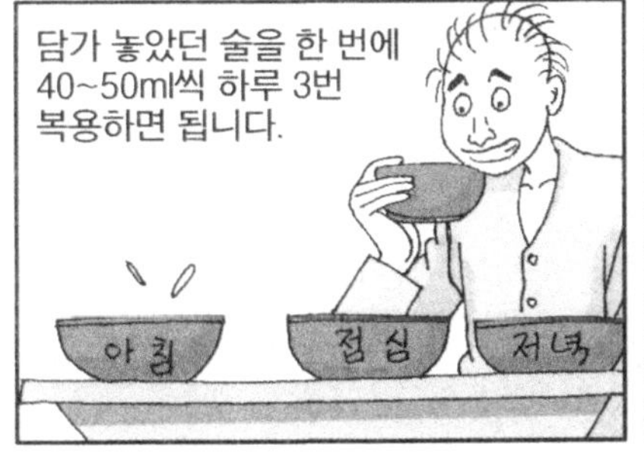

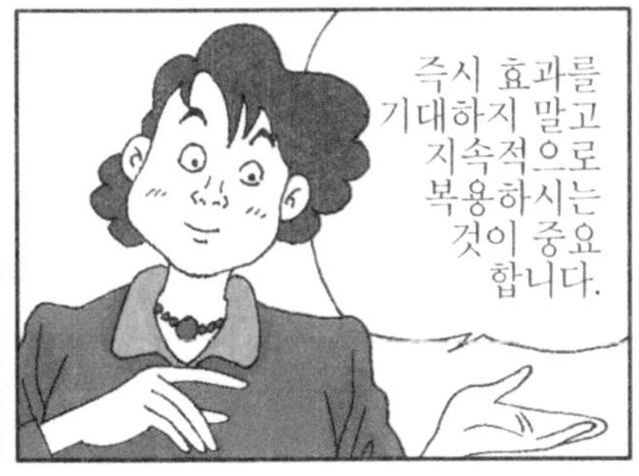

얼굴이 돌아가는 중풍에 좋은 피마자껍질

피마자껍질을 벗기고 짓찧어 볼이 오른쪽으로 비뚤어지면 왼손바닥 중심에 붙이고 왼쪽으로 비뚤어지면 오른손바닥 중심에 붙입니다. 그리고 뜨거운 물이 담긴 컵을 그 위에 놓아 따뜻하게 해주면 됩니다. 얼굴이 바로잡히면 곧 피마자를 씻어내야 합니다.

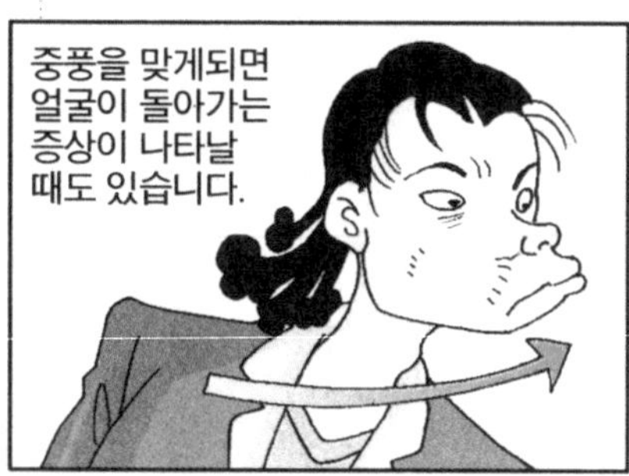

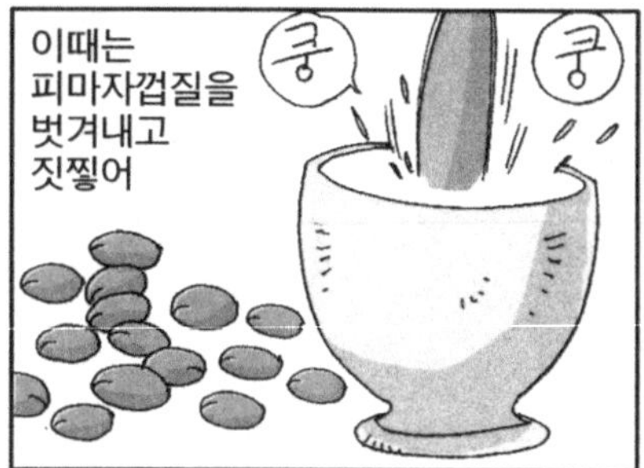

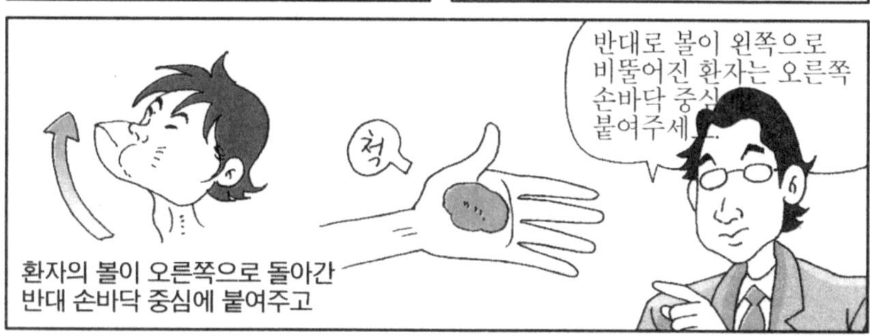

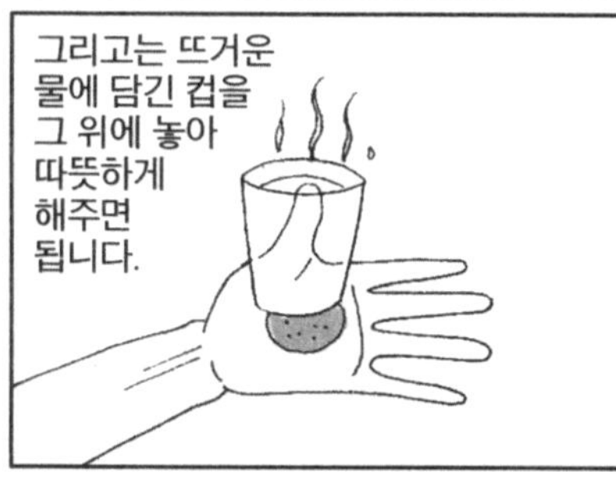

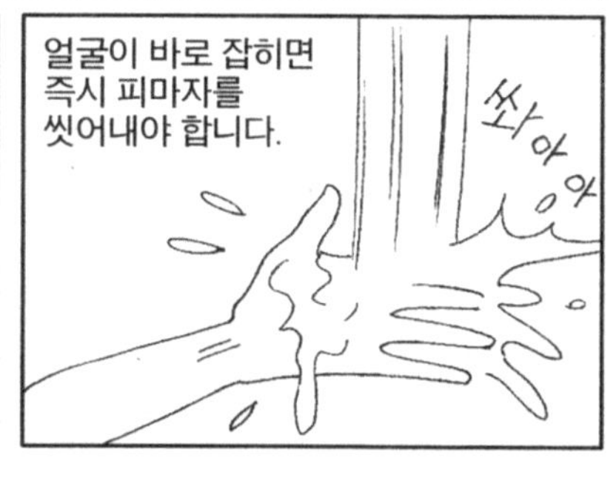

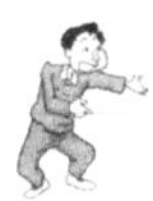

팔다리를 움직이지 못하는 중풍에 좋은 피마자기름

먹는 방법은 피마자기름 60mℓ, 술 100mℓ를 골고루 섞어서 끓인 다음 한번에 15mℓ씩 하루 3번 빈속에 따뜻하게 하여 복용하면 됩니다. 팔다리를 잘 놀리지 못하고 뒤가 굳은 데 사용합니다.

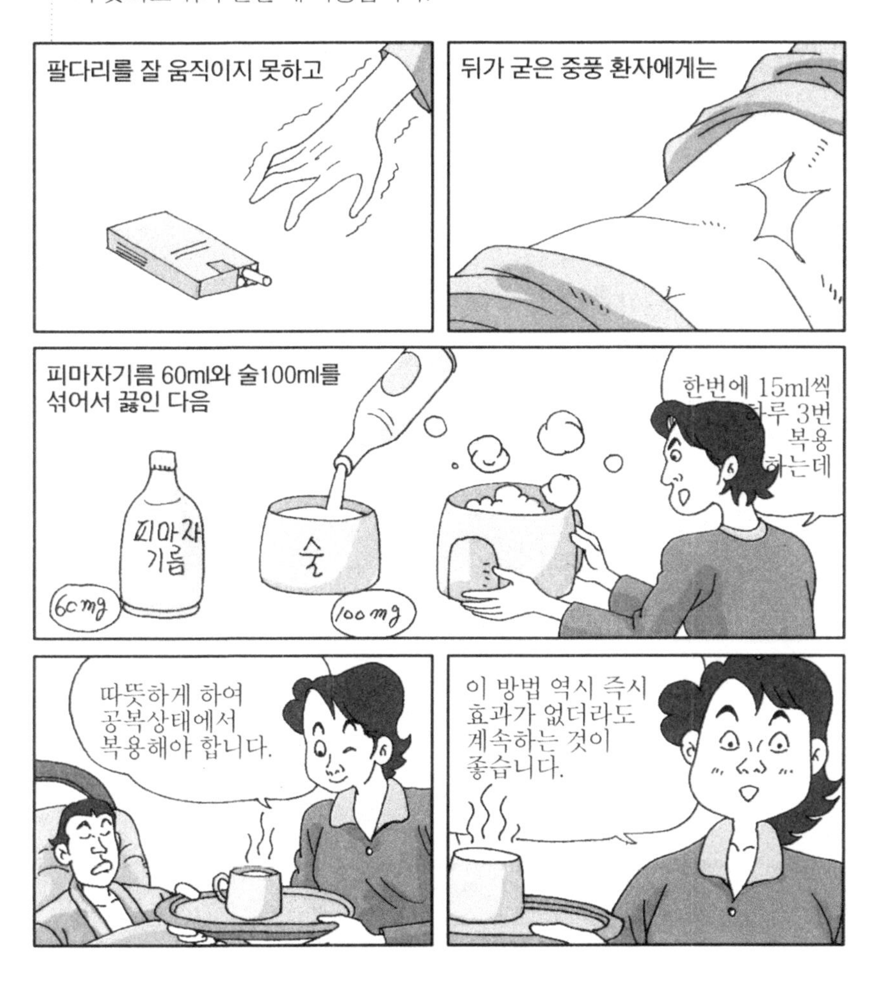

혈압이 높지 않은 중풍에 좋은 황기와 당귀미와 적작

반신불수가 되고 머리가 어지러우며 입과 눈이 비뚤어지고 혈압이 높지 않을 때는 황기 50g, 당귀미 5g, 적작 15g, 지룡 15g, 천궁 10g, 도인 10g, 홍화 15g을 물에 넣어 달인 다음 하루에 2번 나누어 더운 것으로 복용하면 됩니다.

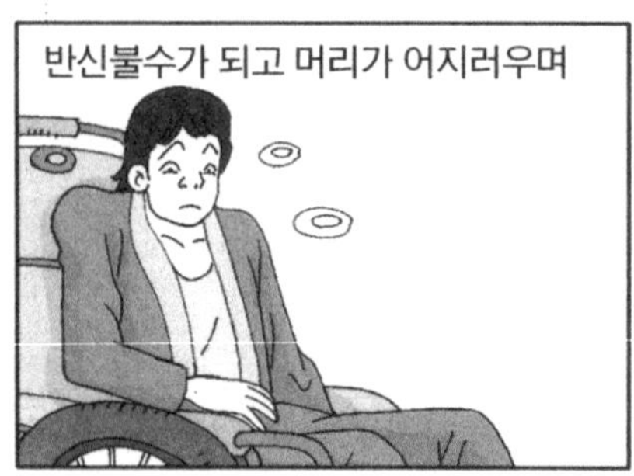

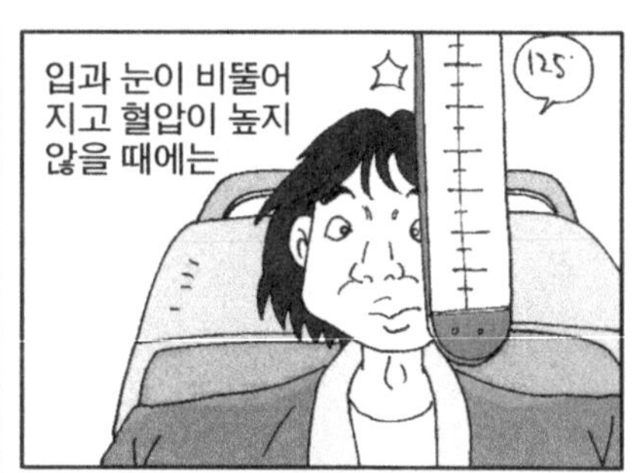

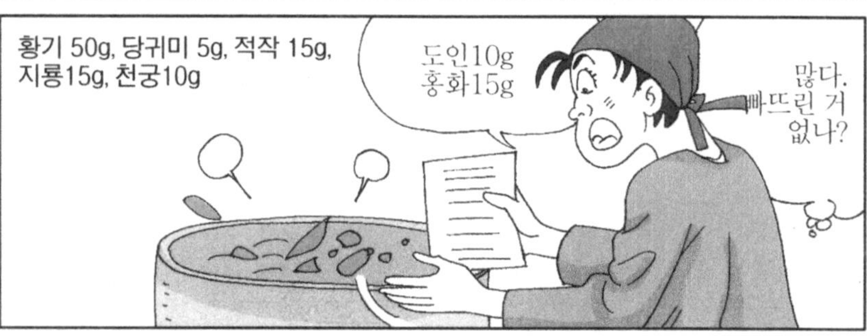

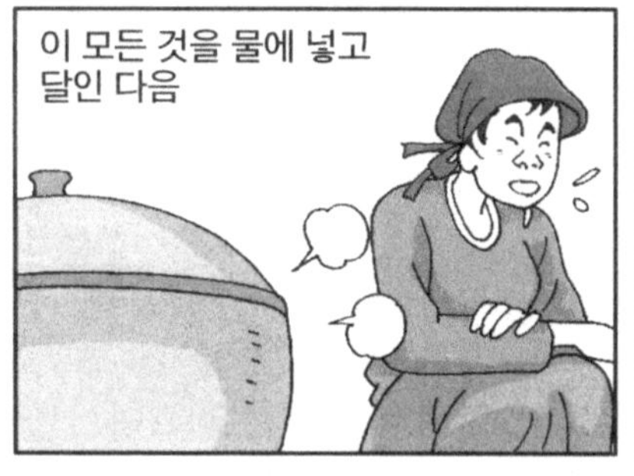

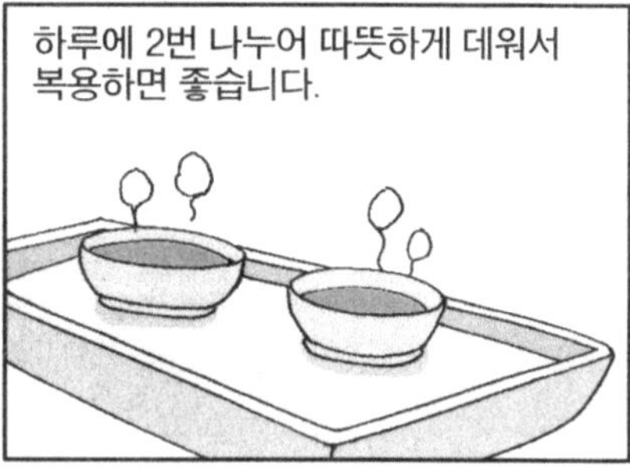

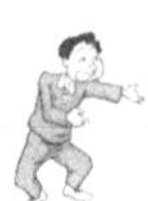

땀을 많이 흘리는 중풍환자에게 좋은 황기와 방풍

먹는 방법은 황기와 방풍을 각각 10g을 물에 넣어 달인 다음 하루 2~3번에 나누어 끼니사이에 복용하면 됩니다. 땀을 흘리고 맥없어 하면서 말을 잘하지 못하는 데 사용됩니다.

중풍환자가 땀을
많이 흘리면서

말을 잘 못할 때에는
어어…

황기와 방풍을 각각 10g씩 물에 넣고 달인 다음
황기
방풍

하루에 2~3번에 나누어

식사 사이에 복용하면
효과가 큽니다.
하루에 3번
복용하는거
아시죠?

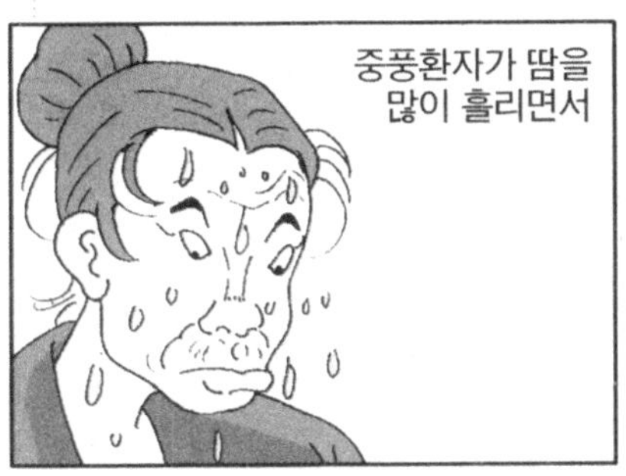

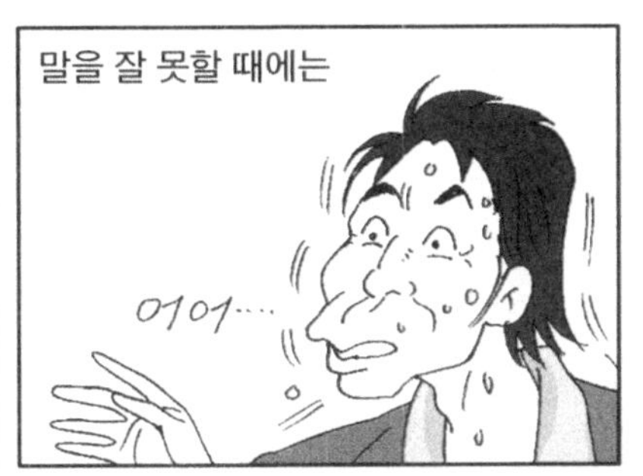

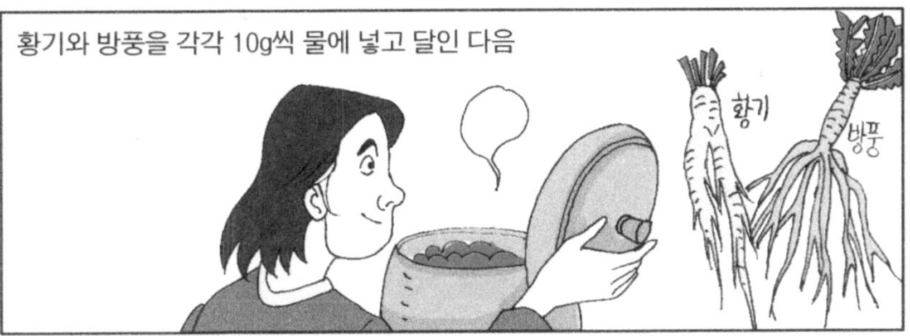

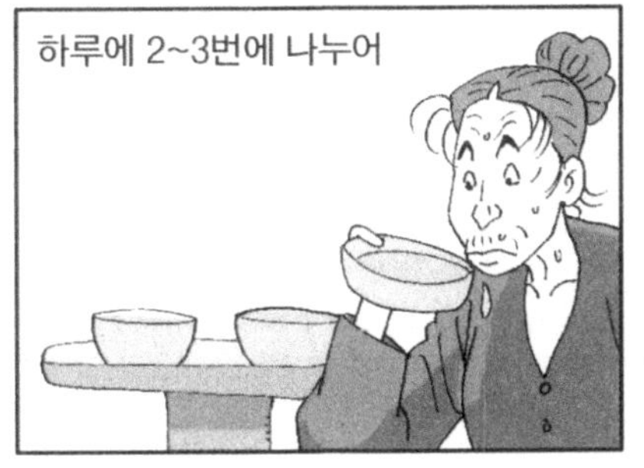

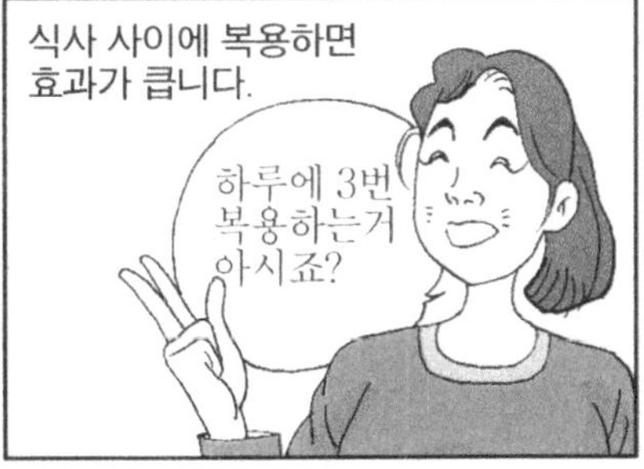

중풍으로 인하여 말을 못하게 되었을 때 좋은 형개수

중풍으로 말을 못하는 데는 적당한 양의 형개수를 가루로 만들어 한번에 10g씩 하루에 3번 더운물과 함께 복용시키면 됩니다.

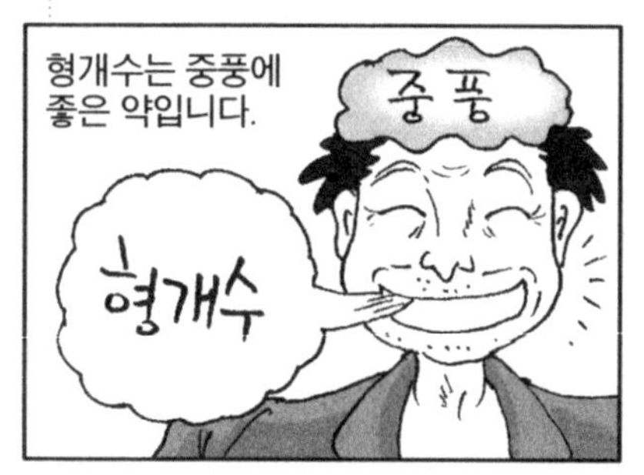

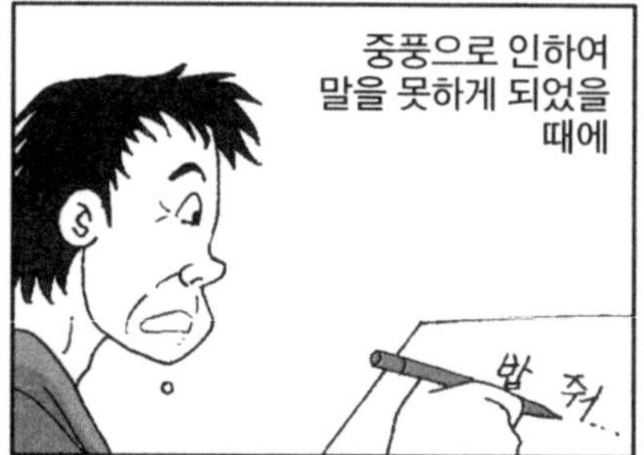

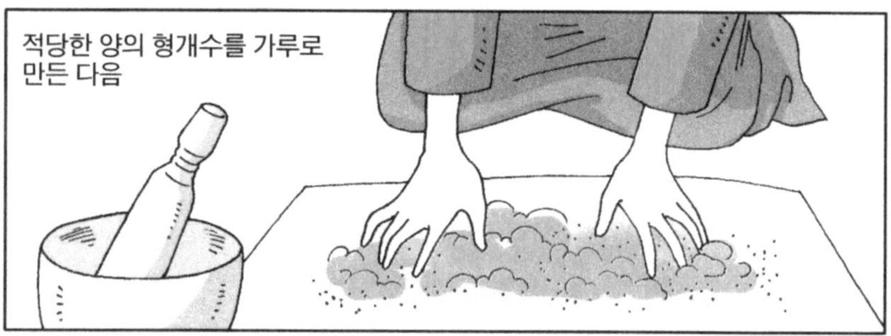

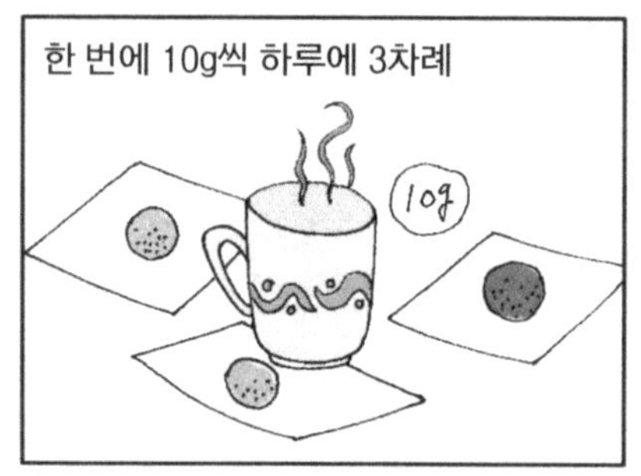

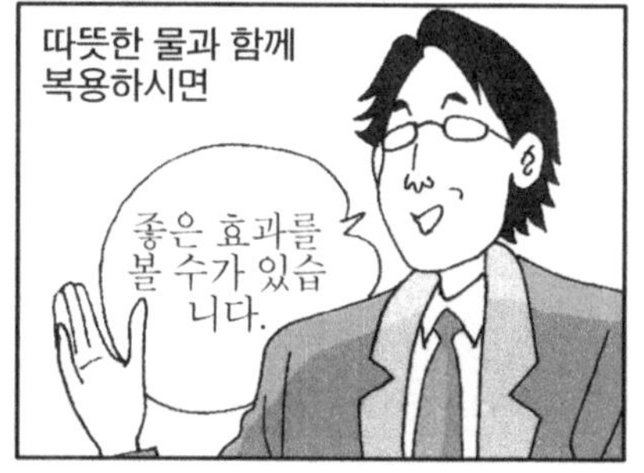

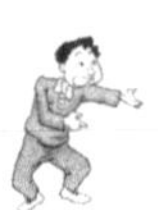

가슴이 답답해하면서 말을 못하는 중풍에 좋은 주염과 무

먹는 방법은 주염열매 1개, 무 3개를 쪼개서 함께 물에 달여서 하루 1~2번에 나누어 끼니 사이에 복용하면 됩니다. 목에서 가래가 끓으며 가슴이 답답해하면서 말을 못하는 데 사용하면 효과적이다.

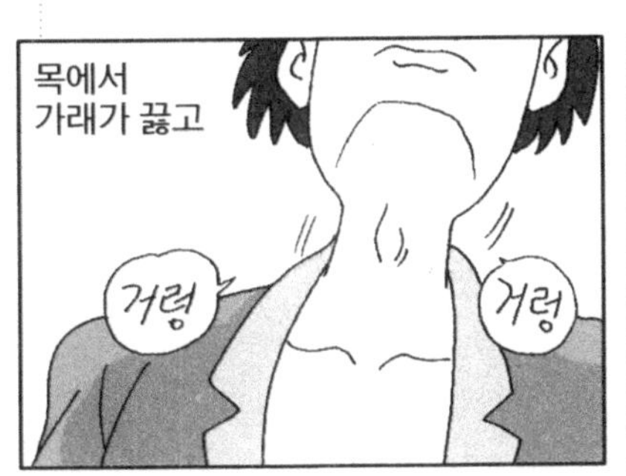

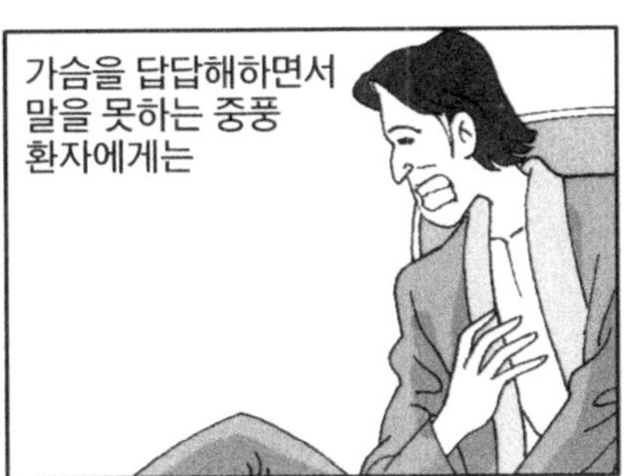

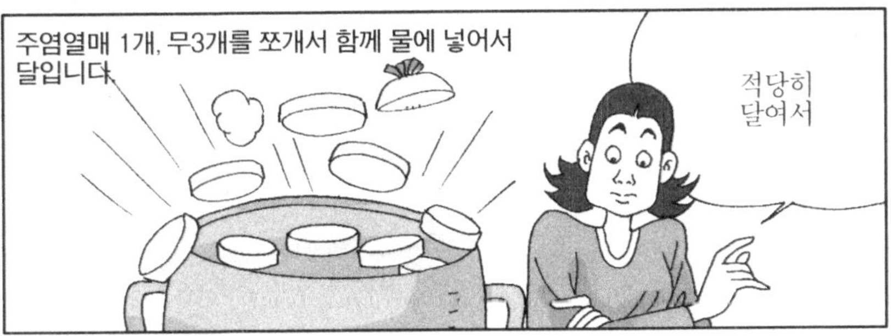

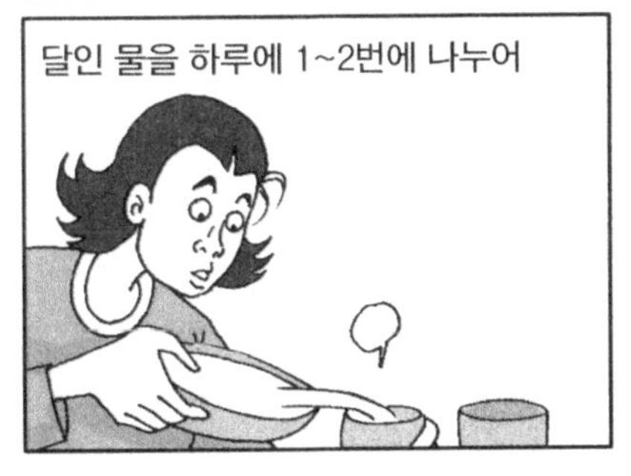

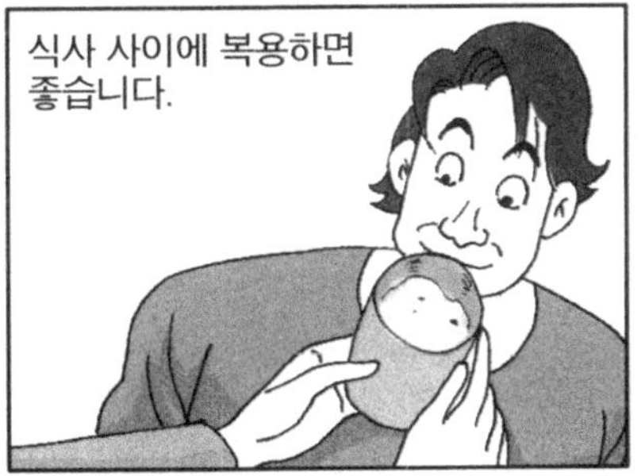

신체의 일부가 마비된 중풍에 좋은 회화나무

중풍으로 전신 또는 신체 일부가 마비되었을 때는 회화나무가지를 잘게 썰어 푹 삶은 물에 술을 타서 마시면 됩니다. 마시는 양은 찻잔 하나씩으로 공복에 복용케 하면 됩니다. 몸이 굳은 데는 회화나무껍질을 잘게 썰어 짓찧어 술로 달인 물을 수시로 복용하고 또 그 물을 환부에 바르면 됩니다.

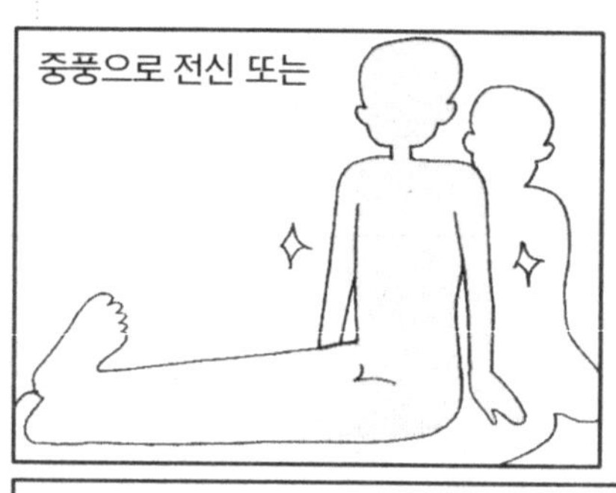

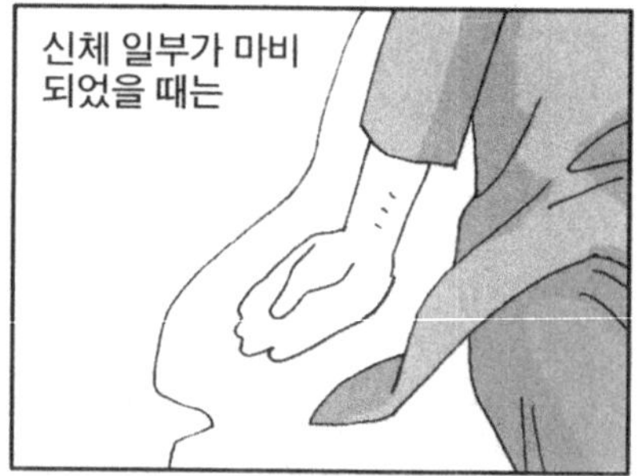

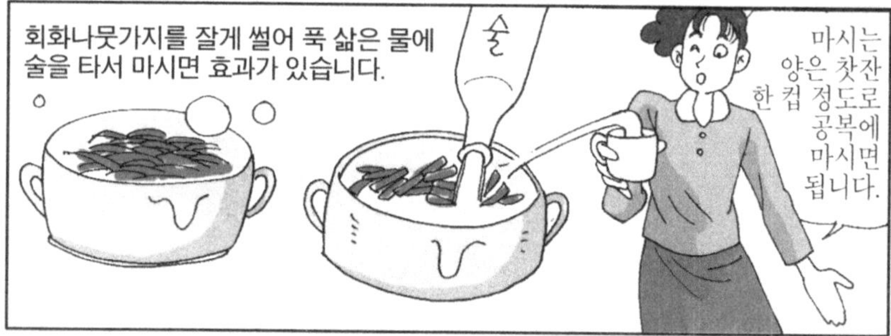

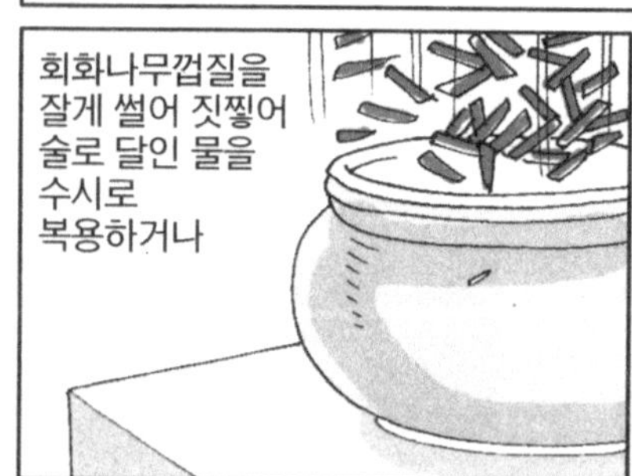

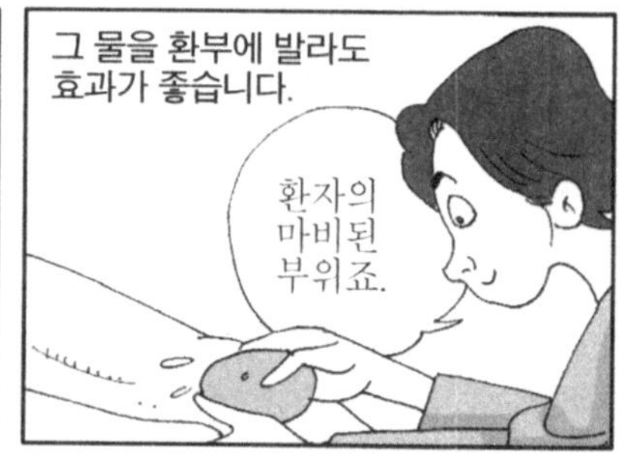

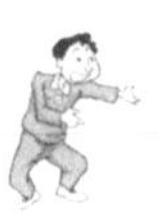

반신불수가 된 중풍에 좋은 흰봉선화

반신불수에는 그늘에서 말린 흰봉선화 160g을 술 600g으로 끓인 다름 꼭 짜서 조금씩 복용하면 됩니다.

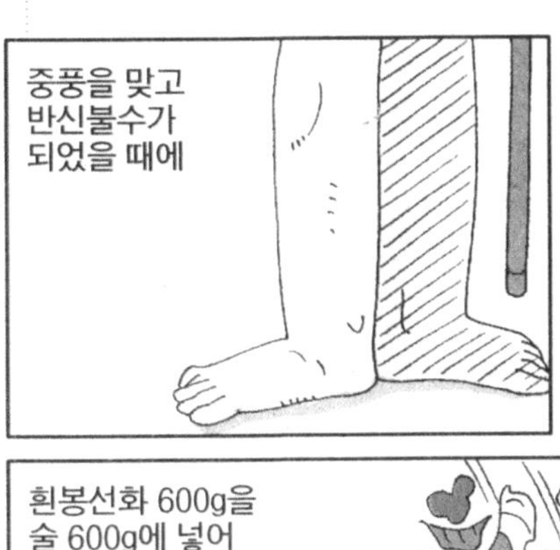

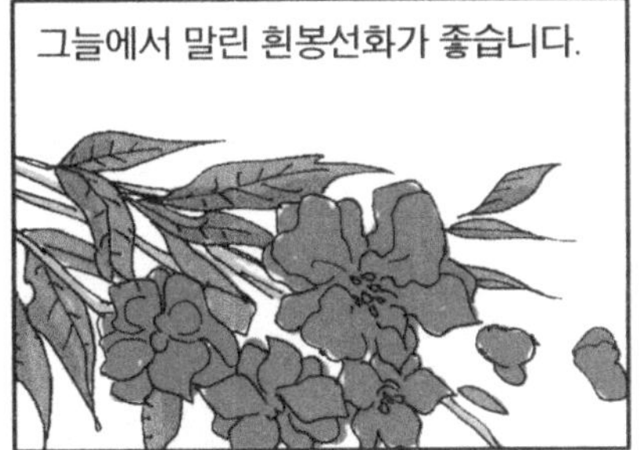

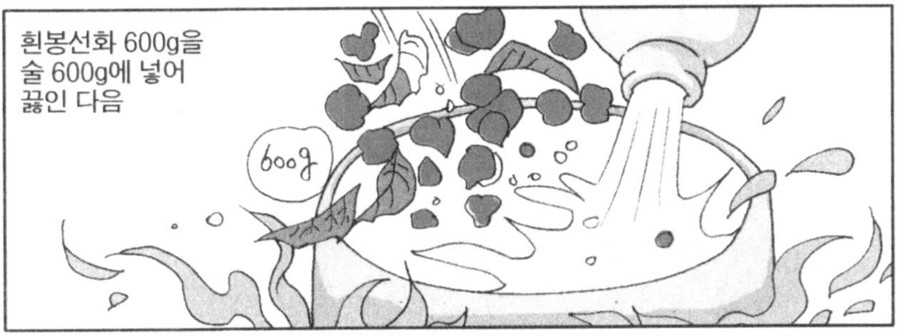

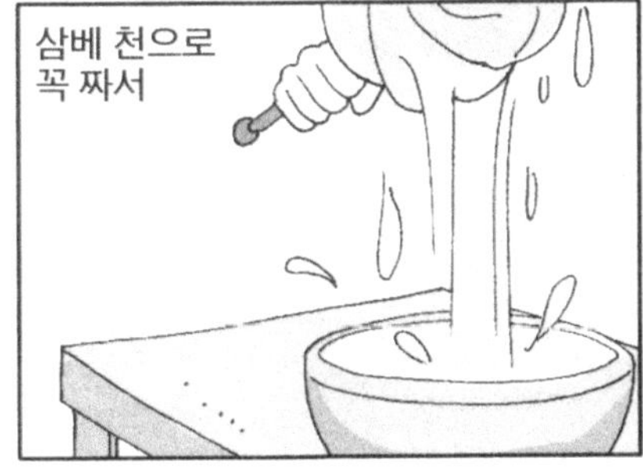

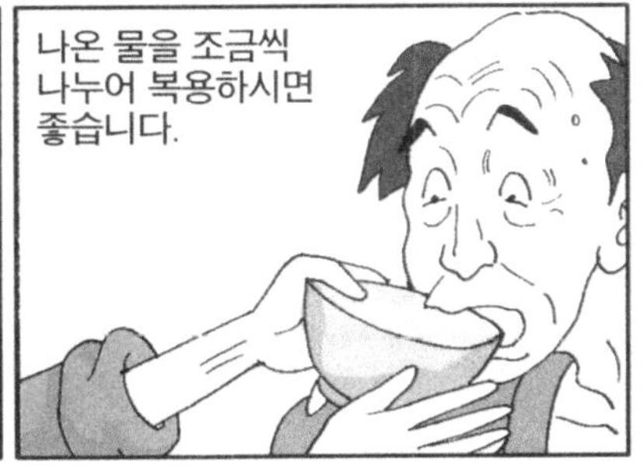

팔다리가 저리는 중풍에 좋은 흰삽주(백출)

먹는 방법은 흰삽주(백출) 120g을 물 540㎖에 넣어서 180㎖가 되도록 달인 다음 한번에 50㎖씩 술을 약간 타서 하루 3번 복용하면 됩니다. 풍에 맞아 입을 다물고 정신을 차리지 못하거나 풍병으로 몸과 팔다리가 저리고 아픈데 사용합니다. 따두릅(독활)은 진정, 진경 및 진통 작용을 합니다.

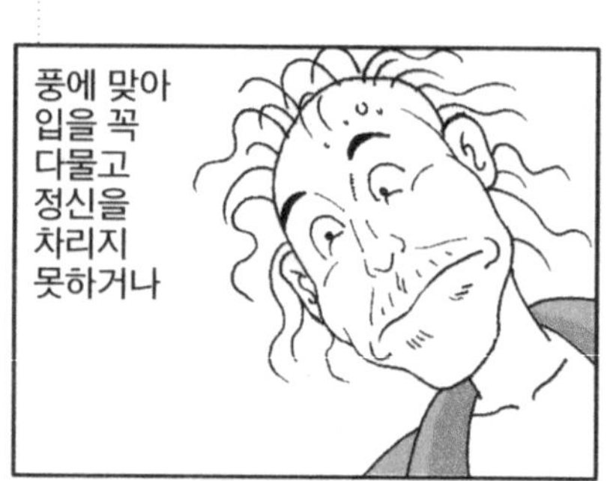

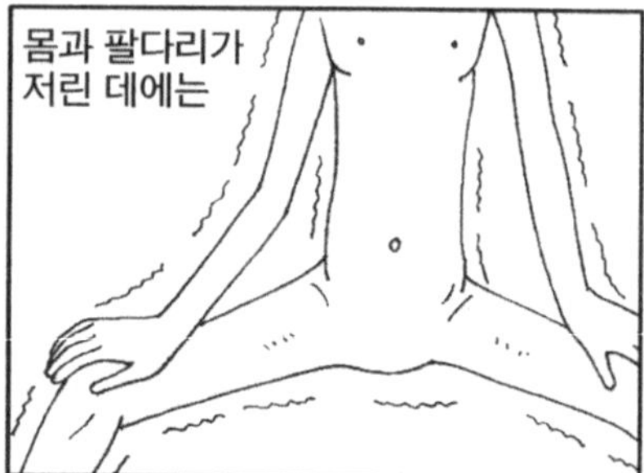

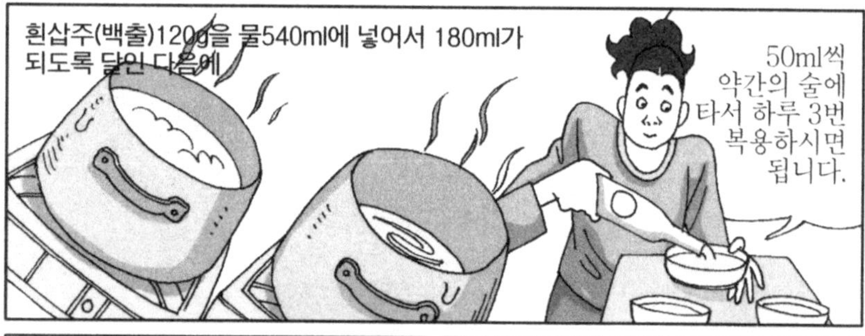

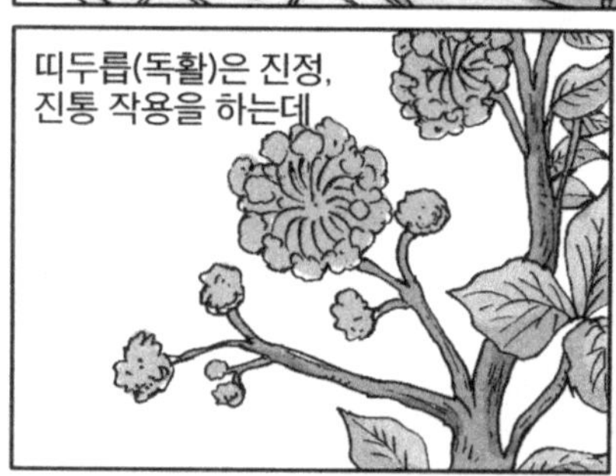

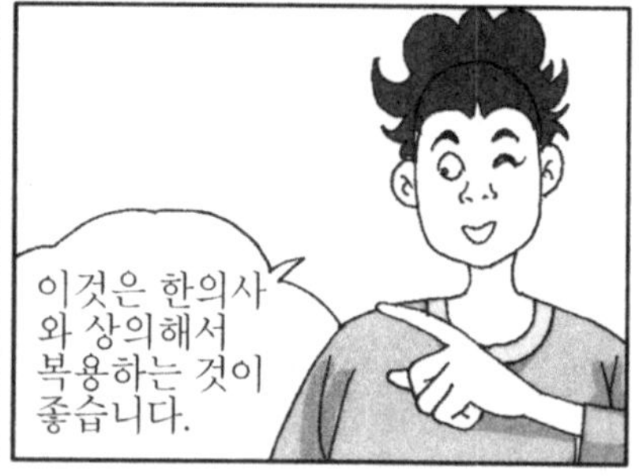

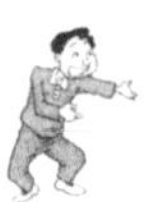

재발한 중풍에 좋은 흰오리피

중풍이 재발하여 생명이 위험할 때는 흰오리의 피를 한번에 한 마리씩 복용시키면 됩니다. 4~5일 건너 또 피를 먹으면 두 달 후에는 산책을 할 수 있는 정도로 회복될 수 있습니다. 환자가 남자면 암컷, 여자면 수컷이 좋습니다.

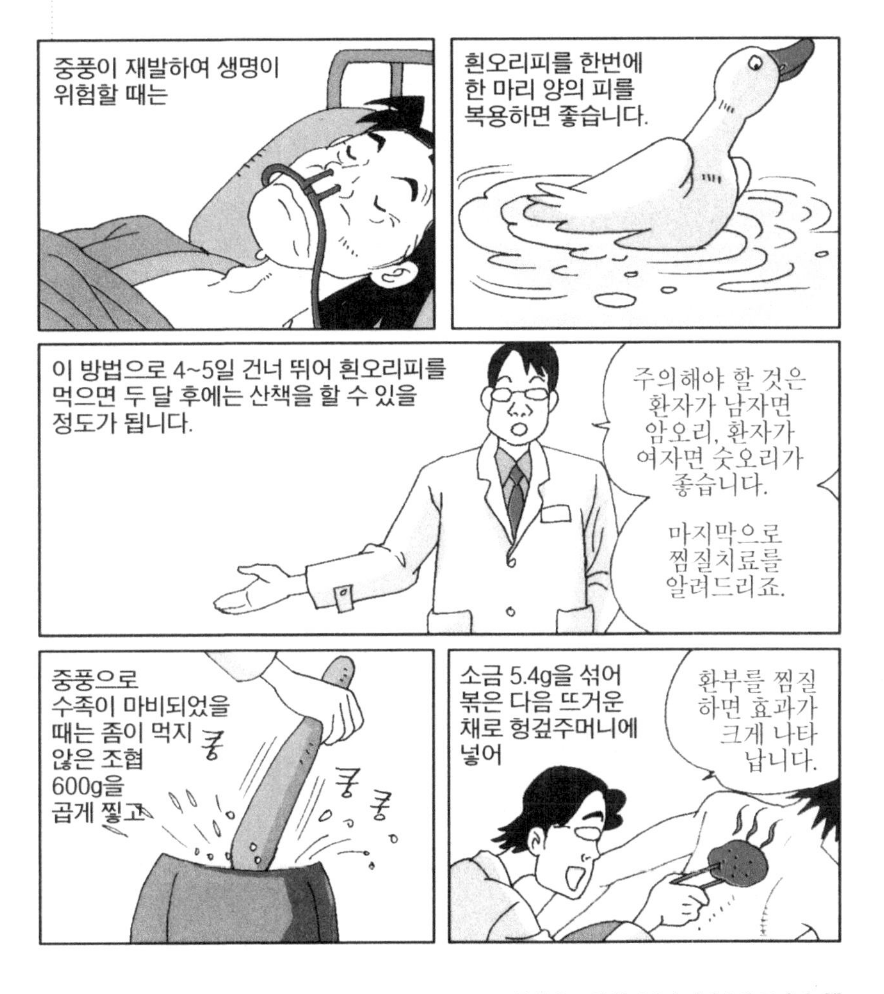

찜질치료

중풍으로 수족이 마비되었을 때는 좀이 먹지 않은 조협 600g을 곱게 찧고 거기에 소금 5.4g을 섞어 볶은 다음 뜨거운 채로 헝겊주머니에 넣어 환부를 찜질하면 됩니다.

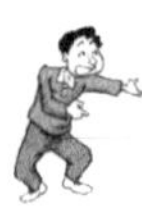

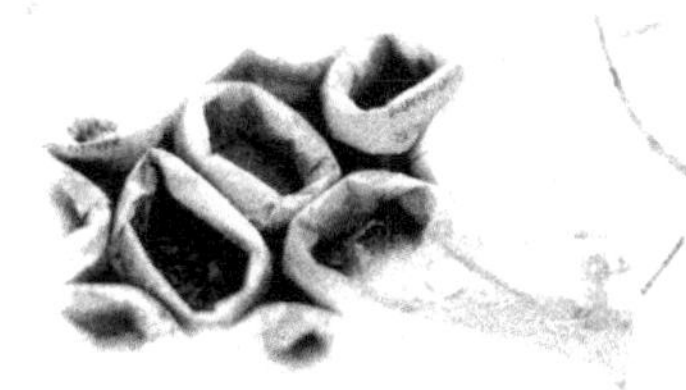

중풍을 고친
동의보감 민간요법 89가지

중풍의 기초를 알아야
고칠 수가 있다.

中風이란 무엇입니까?

중풍은 한쪽의 팔다리나 한쪽의 얼굴에 마비가 오는 증세이지만 팔과 다리의 병이 아니며, 뇌혈관에 영향을 주어 뇌내출혈, 뇌색전, 뇌혈전, 지주막하출혈 등의 병증이 나타나는 것입니다.

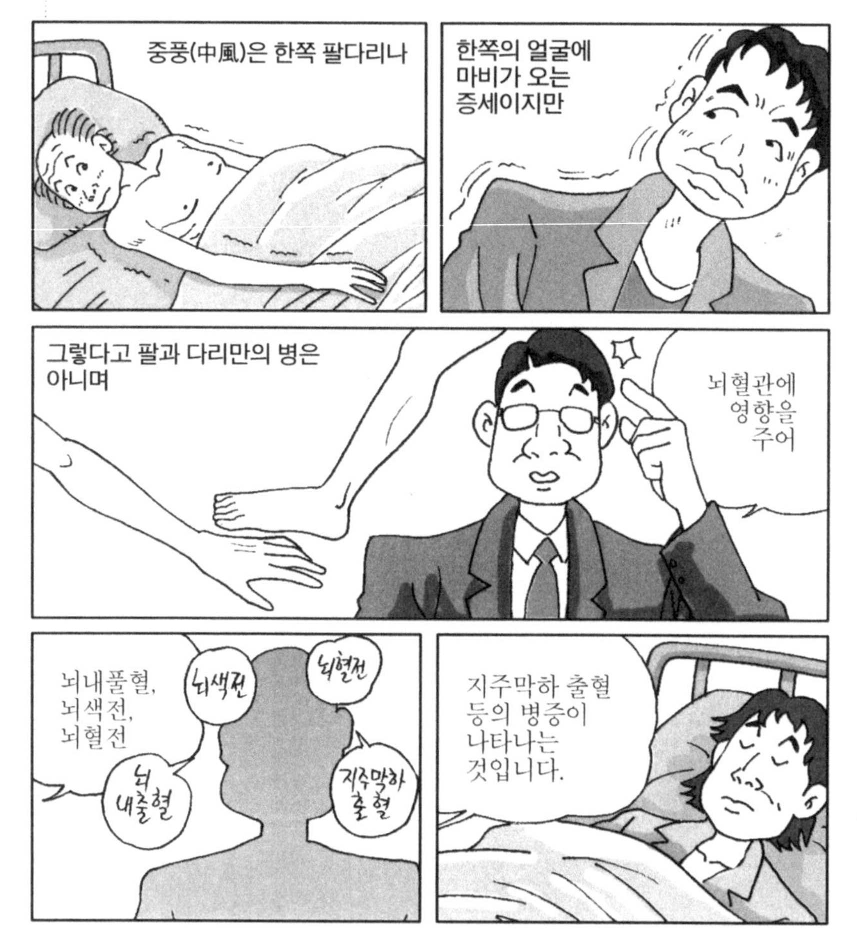

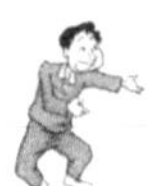

중풍은 어떤 증세가 나타납니까?

뇌의 손상된 부위에 따라 눈과 입이 돌아가고, 정신이 맑지 못하고, 머리가 아프고, 어지럽고, 입에서 침이 흘러나오고, 한쪽 팔과 다리에 힘이 빠지고, 무력해지고, 저리고, 움직여지지 않고, 대소변을 가리지 못하는 등 전신에 영향을 주는 것인데 특이한 것은 몸의 반쪽에만 나타나는 경우가 많습니다.

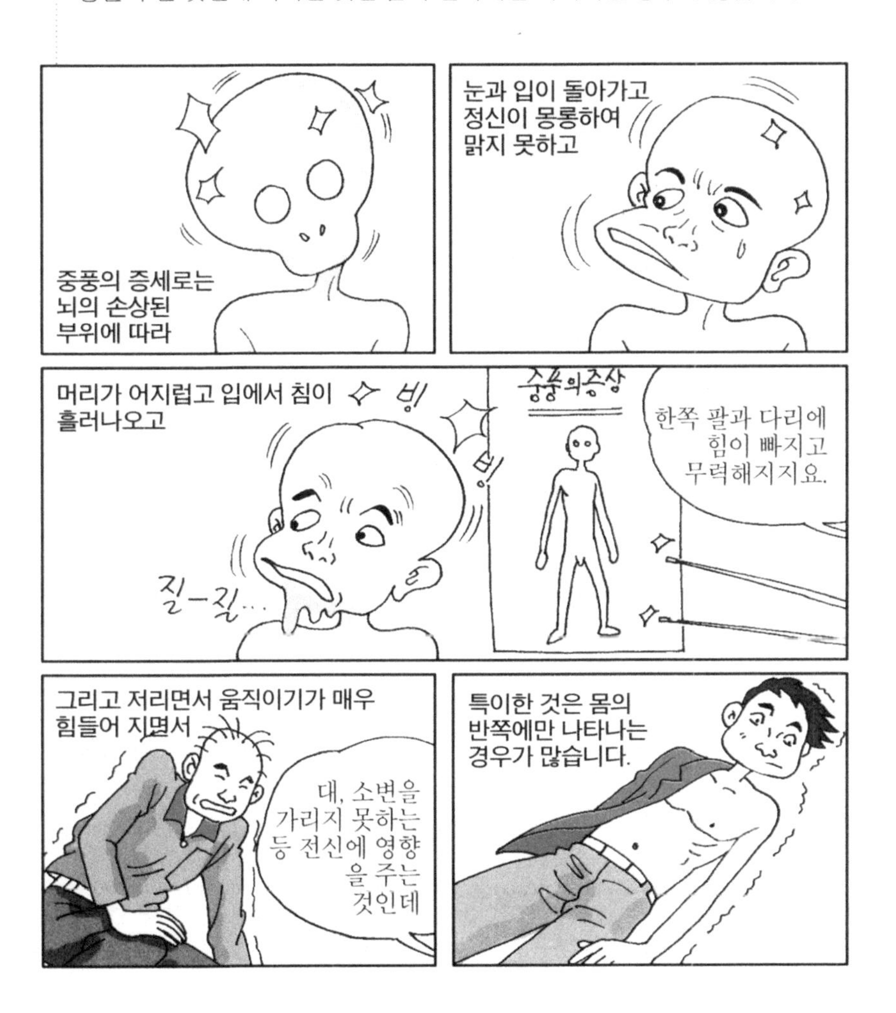

중풍의 원인은 무엇입니까?

식생활이 서구화되고 풍부한 관계로 고혈압, 당뇨, 동맥경화, 심장병, 신경과민, 비만증 등이 많아 졌는데, 이러한 성인병이 합병증으로 중풍과 연결되는 경우가 많이 나타나고 있습니다. 또한 우리나라에서 심장질환, 종양과 더불어 3대 사망원인 중의 하나이기도 합니다.

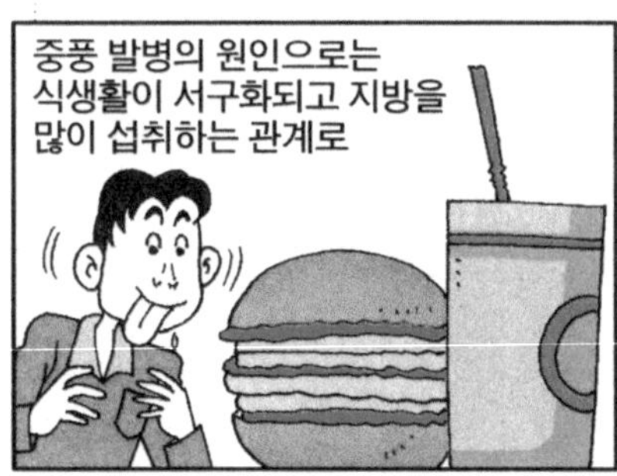

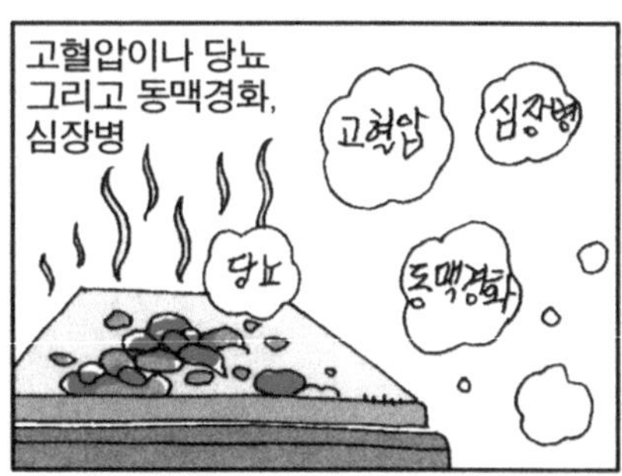

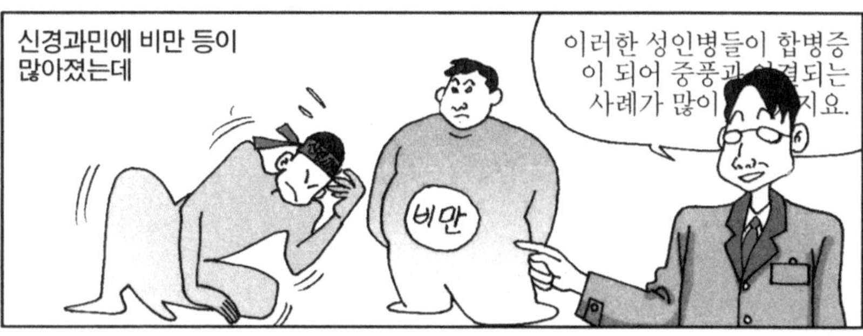

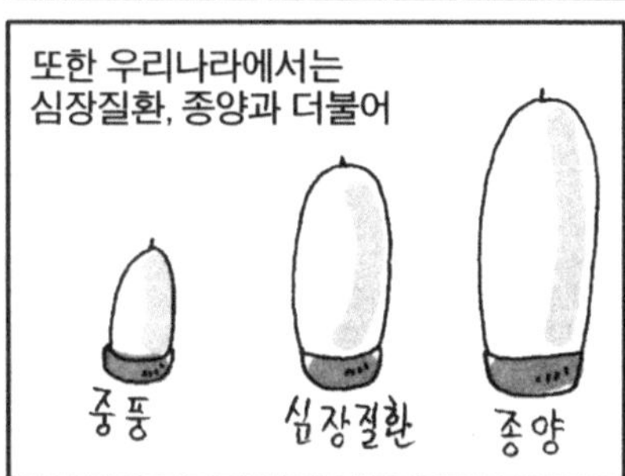

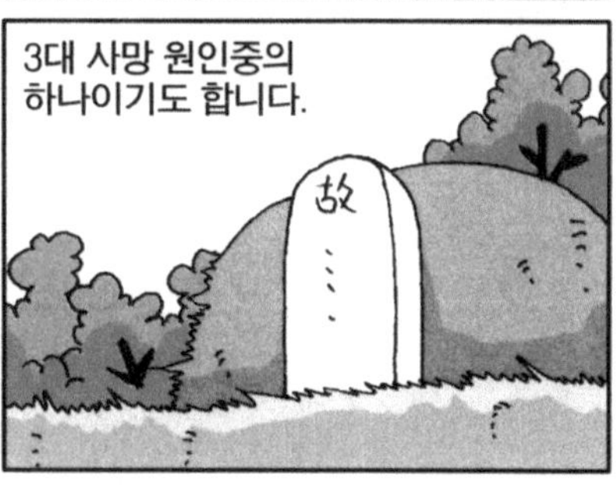

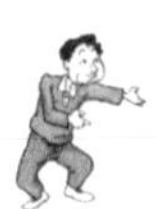

중풍이란?

중풍의 전조증은 무엇이며 어떤 증세가 나타납니까?

중풍이 오기 전에는 생활을 하는데 큰 문제가 없지만 이미 오게 되면 갑자기 증세가 변하여 가벼워도 최소 한두 달이고 심하면 평생을 고생하는 경우가 많습니다. 그렇지만 중풍이 아무리 심하게 온다고 하더라도 중풍이 오기 전에 나타나는 증세를 알아차리고 미리 예방을 한다면, 갑자기 닥치는 중풍도 미리 예방을 할 수가 있습니다.

중풍이 오는 증세로는 머리가 어지럽거나, 머리가 아프거나, 뒷목이 뻣뻣하거나, 눈이 침침하거나, 말이 어눌하거나, 입주위와 눈주위가 씰룩거리거나 하는 증세가 나타납니다.

그 다음으로 팔, 다리로 내려가면서 손가락이나 발가락 한두

개가 저리거나, 손과 발에 무엇이 붙은 것 같거나, 어쩐지 둔하거나, 고춧가루를 뿌린 것 같거나, 한쪽에 힘이 빠지는 것같은 증세가 나타납니다. 전신증세로는 속이 미식거리거나, 어지럽거나, 머리가 멍하거나, 머리가 아프거나, 자주 건구역을 하거나, 자주 하품을 하는 증세가 나타납니다.

그리고 평소에 고혈압, 당뇨병, 동맥경화, 비만증, 고지혈증 등의 증세가 있다면 이것은 이미 중풍의 전조증입니다.

구안와사와 중풍의 관계는 어떻습니까?

구안와사는 얼굴의 반쪽 안면감각이 둔해지거나, 목이 뻣뻣해 지거나, 귀의 뒤쪽이 아픈 후에 입이 삐뚤어지고 눈이 감기지 않으며, 말이 헛나오고 음식이 입밖으로 흘러내리는 증세를 말합니다.

옛날에는 다듬잇돌을 베고 자거나 한쪽으로 찬바람을 많이 쐬어서 오는 단순한 안면신경마비의 경우가 많았습니다. 하지만 요즘은 스트레스로 인하여 뇌에 긴장을 주어서 나타나는 경

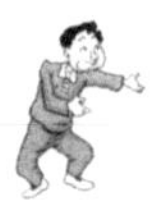

우가 많고 드물게는 뇌의 종양으로 인하여 나타나는 경우도 가끔 있습니다. 이것은 임상적으로 보면 일종의 풍 증세인데 안면에만 나타난 경우에는 가벼운 것이지만 팔과 다리의 한쪽이 마비되는 중풍인 경우에는 심각한 상태라고 할 수 있습니다. 따라서 중풍보다는 가볍다는 편안한 마음을 가지고 치료를 받고, 발병 후 약 1개월 사이에 적극적인 치료를 해야만 후유증이 최소한 남지 않습니다. 치료시기를 놓치면 안면의 마비감이 있거나 삐뚤어진 상태로 굳어버리는 경우도 있습니다.

그리고 어느 체질이든지 안대와 마스크를 착용하여 외부의 찬기운에 노출되지 않게 하는 것이 매우 중요합니다.

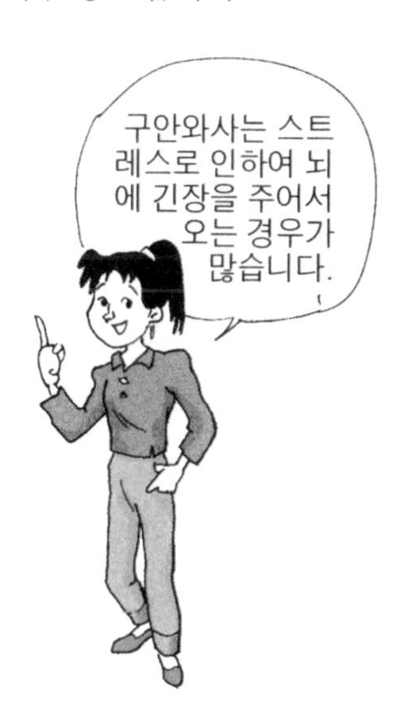

중풍이 왔을 때의 응급처치방법은 어떤 것이 있습니까?

먼저 환자가 쓰러지면 편안한 자세로 반듯이 누인 다음에 목을 약간 뒤로 젖히어 숨쉬는데 영향을 받지 않게 기도를 확보해 줍니다. 다음에 손톱 밑, 발톱 밑을 소독된 바늘로 찔러서 피가 3~5방울 이상 나오게 해준 다음에 삼키는데 문제가 없다면 우황청심환을 물에 개어서 먹입니다.

평소에 혈압이 있는 경우는 혈압을 측정해서 혈압이 높으면 평소에 먹던 혈압약을 먹이면 됩니다. 평소에 당뇨가 있는 환자는 혈당측정기로 측정하여 고혈당이 나오면 인슐린 주사나 당뇨약을 먹이고 일시적 저혈당이 된 경우는 설탕물을 먹이면 됩니다.

다음으로는 들것에 이용하거나, 업어서 집과 가까운 병원에서 진찰을 받은 후 환자의 상태에 따라 위독하면 한방병원이나 종합병원에 입원하여 전문치료를 받아야 합니다.

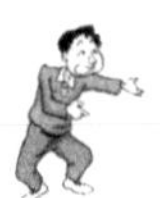

중풍전조증을 진단하는 방법은 어떤 것이 있습니까?

중풍을 진단하는 가장 정확한 방법은 CT나 MRI로 진단을 하면 정확하게 나옵니다. 하지만 중풍전조증인 경우에는 CT나 MRI검사보다는 적외선체열진단을 해보면 중풍전조증이 있는 경우 양쪽의 팔, 다리, 얼굴, 몸통의 체온을 비교하여 보면 좌우가 대칭이 되지 않는 것을 알 수 있습니다. 그렇지만 이 증세는 목디스크와 허리디스크의 감별을 정확하게 해야 합니다.

그리고 고혈압, 당뇨병, 동맥경화, 비만증, 고지혈증 등의 증세가 있다면 이미 중풍전조증이라고 할 수 있습니다.

중풍의 치료법엔 어떤 것이 있습니까?

중풍을 치료하는 방법은 여러 가지가 있겠지만 가장 중요한 것은 본인이 낫겠다는 의지를 가지고 열심히 노력하는 것이 중요합니다. 대부분의 경우 뇌의 손상으로 인하여 정신적으로 영향을 받기 때문에 판단의 착오를 일으킬 수도 있습니다.

먼저 체질을 감별하고 체질에 따른 한약처방을 하며 침, 물리치료, 전기침, 약침요법, 봉침요법, 추나요법, 몸의 기순환을 도와주는 고압전기치료 등을 선별적으로 해줍니다. 가정에서는 꾸준한 운동요법과 생활요법을 통하여 손상된 뇌를 최대한 빨리 회복을 하는 것이 중요합니다.

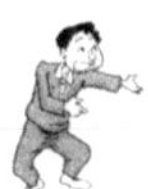

중풍의 주의사항은 어떤 것이 있습니까?

먼저 마음의 안정을 하는 것이 가장 중요합니다. 그 다음은 음식을 먹을 때에 항상 육류나 고칼로리의 음식보다는 저칼로리의 야채와 과일, 생선, 곡류 등을 섭취하는 것이 좋습니다.

운동은 날씨가 갑자기 차거나 풀리는 날엔 가급적 피하고, 마비된 쪽을 중심으로 꾸준히 해주어야하며, 이것은 타인이 해주어서 되는 것이 아니라 본인이 필사적으로 하는 것이 중풍에서 하루 빨리 벗어 날 수 있는 계기가 될 수 있을 것입니다.

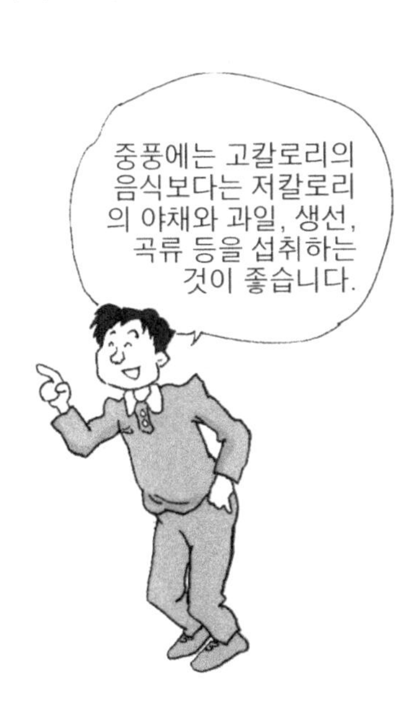

건강이 나빠지는 것을 알리는 신호들

건강하던 사람에게 갑자기 건강이 나빠지는 것을 알리는 신호가 울리는데, 이것을 제때에 포착하는 것이 매우 중요합니다.

일반적으로 나이가 듦에 따라 '기력이 모자란다'든가 '어깨가 결린다'는 등의 현상에 대해서는 크게 걱정을 하지 않아도 됩니다.

그러나 견디기 어려울 정도의 큰 증상이 나타날 때에는 하나의 위험신호로 받아들이고, 하루라도 지체하지 말고 왜 그런가를 밝혀 병을 조기에 찾아서 치료하는 것이 필요합니다.

40대 이후의 건강한 사람들에게 건강이 나빠지는 신호들은 다음과 같습니다.

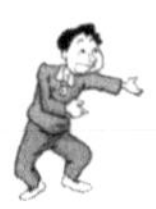

계단을 오를 때 가슴이 몹시 뜁니다.

계단을 오르거나 오르막길을 걸을 때 가슴이 몹시 뛰며 숨이 가쁜 것은 혈압이 높거나 심장에 변화가 왔기 때문입니다. 이때는 곧바로 혈압을 측정하고 심전도를 비롯한 심장기능검사를 해볼 필요가 있습니다.

어지럼증이 나타납니다.

혈압이 높거나 심장에 이상이 있는 때에 나타날 수 있는 증상입니다. 걸음을 걸을 때 어지러움으로 인해 몸의 균형을 잘 잡지 못하는 상태는 뇌동맥경화 때에 흔히 나타나는 증상입니다. 이것은 뇌출혈, 뇌경색과 같은 심한 병을 예고하는 신호로 감지하면 됩니다.

손발저림이 옵니다.

운동신경이나 지각신경에 이상이 없으면서 손발이 몹시 저린 느낌이 나타날 경우에는 뇌졸중을 일으킬 위험이 있습니다. 뇌동맥경화가 나타날 때에도 흔히 올 수 있는 증상이기 때문에 조심해야 합니다.

소변의 횟수가 늘었습니다.

하루 평균 소변양은 남자가 1,500㎖, 여자가 1,200㎖입니다. 밤에 오줌을 두 번 이상 눌 때에는 당뇨병이 아닌가를 생각해 볼 필요가 있습니다. 아무 이유도 없이 소변양이 적어지면 콩팥염, 콩팥증, 간염 같은 질환을 생각할 수가 있습니다. 소변을 보는데 힘들고 방울방울 떨어져 나오는 현상은 전위선비대증 때에 흔히 나타나는 증상입니다.

기침을 하면 가래가 나옵니다.

40대 이후에는 가래양이 많아집니다. 하루에 10여 번 정도 기침을 하는 것은 문제가 되지 않지만, 기침에 가래가 심하게 나올 경우에는 폐기종이나 만성기관지염 등을 생각할 수가 있습니다.

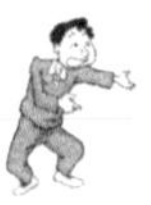

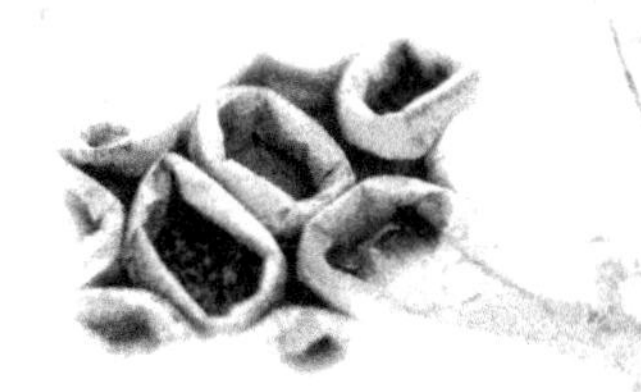

중풍을 고친
동의보감 민간요법 89가지

중풍의 예방과 한방치료

중풍(뇌졸중)

한의학에서는 중풍이라고 하고 양방에서는 뇌졸중이라고 하지만 사실은 같은 질병을 가리키는 병명들입니다.

중풍은 위의 육음 가운데 특히 바람과 밀접한 관계가 있기 때문에 '풍(風)을 맞았다(中)'는 뜻으로 중풍이라 표시했습니다.

졸중은 졸연히 중풍에 걸렸다는 뜻입니다. 중풍은 뇌의 손상에 의하여 일어나기 때문에 졸중(卒中)이란 단어 앞에 뇌(腦)자를 붙여 뇌졸중(腦卒中)이라 부르고 있습니다.

따라서 중풍(뇌졸중)은 뇌혈관의 상해로 인해 급격한 의식장애와 운동장애, 감각장애 등을 주로 나타내는 뇌혈관질환을 총칭하는 질병입니다.

이 병은 악성종양, 심장질환과 더불어 인류의 3대 사망원인

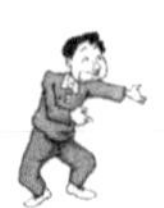

중 하나로 꼽히고 있습니다. 최근 통계에 의하면 우리나라에서도 전체 사망자중 13.6%가 뇌혈관질환인데 전체 사망원인 중 2위를 차지하고 있습니다.

더구나 이 병으로 사망하지 않더라도 후유증이나 합병증으로 인해 사회복귀가 어려운 경우가 대부분이며, 특히 환자나 가정의 어려움은 물론 사회 또는 국가적으로도 심각한 문제가 아닐 수가 없습니다.

중풍(뇌졸중)은
뇌혈관의 상해로
인한 급격한 의식
장애와 운동장애
등을
말합니다.

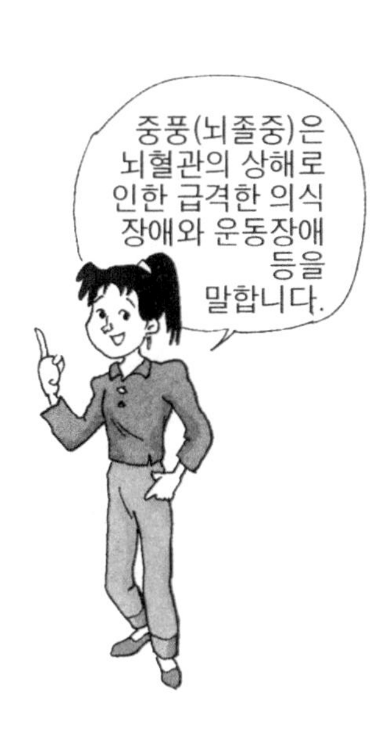

뇌혈관이 막혀서 오는 중풍

중풍(뇌졸중)이라고 하지만 뇌혈관의 손상형태에 따라 많은 유형이 있습니다. 대부분 뇌혈관이 막혀서 오는 경우와 터져서 오는 경우로 나눌 수가 있습니다.

이중에 뇌혈관이 막혀서 오는 경우를 뇌경색이라 하는데, 현재 가장 많은 중풍의 유형으로써 특히 60세 이상의 노년층에서 많이 발생하고 있습니다.

뇌경색이라는 병명은 최근 들어 심근경색에 대응하여 많이 쓰여지고 있습니다. 뇌의 동맥이 막히면 혈액순환이 방해되어 산소나 영양분이 뇌에 공급되지 않기 때문에 그 부위의 뇌조직이 죽어버리게 되는데, 죽은 뇌조직은 점차적으로 부드럽게 변하기 때문에 종전까지 뇌연화라고 불렀습니다.

뇌경색은 뇌혈관이 막히는 기전에 따라 다시 뇌혈전과 뇌전

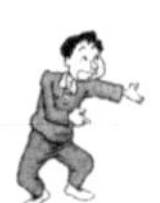

색으로 나눕니다.

뇌혈전은 동맥경화로 인하여 혈관의 내강이 좁아지거나 또는 혈관 속을 흐르는 피가 굳어져서 혈관이 막히는 것을 말합니다. 뇌색전은 심장판막증, 부정맥 심근경색 등 심장의 질병으로 심장 속에 있는 혈액이 일부 굳어져서 그 조각들이 혈류를 따라서 돌다가 뇌혈관을 막아버리는 것을 말합니다.

심장에서 흘러온 핏덩어리들이 극히 적을 경우는 뇌의 혈관을 일시적으로 막았다가 흩어져서 다시 뚫리는 경우가 있는데 이것을 일과성 뇌허혈증이라 합니다.

이럴 때는 일시적으로 수족이 마비되는 등의 증상이 나타나지만 곧 회복됩니다. 하지만 이러한 현상이 나타나면 곧 뇌경색에 의한 진짜 중풍이 올 수 있다는 신호이기 때문에 세심한 주의가 필요합니다.

뇌혈관이 터져서 오는 중풍

뇌혈관이 터져서 오는 중풍을 뇌출혈(뇌일혈)이라고 합니다. 뇌출혈은 거의가 고혈압이 원인으로 뇌 속의 혈관이 터지는 것을 말하는데, 주로 40~50대의 장년기에 많고 활동 중에 흔히 일어납니다.

노화현상이나 고혈압의 영향으로 가느다란 뇌혈관이 상처를 입으면 작은 동맥류가 많이 생기게 되며, 이들 중 어느 한 개의 동맥류가 터지면 연쇄반응을 일으키면서 많은 동맥류가 차례로 터져서 대출혈이 됩니다.

출혈된 피는 뇌실질에 급속도로 광범하게 침범하기 때문에 증세가 몹시 급박하게 진행되어 갑자기 쓰러져 혼수상태가 되고 호흡까지 거칠어지면서 마비증세가 나타납니다.

같은 출혈이지만 지주막하출혈이라는 것이 있는데, 지주막은

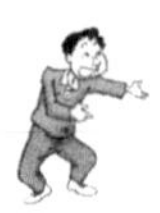

뇌를 밖에서 싸고 있는 뇌막의 일종입니다. 큰 뇌동맥은 지주막과 뇌조직 사이를 지나다가 가지를 쳐서 뇌실질 속으로 파고 들어갑니다. 그런데 태어날 때부터 지주막 아래에 있는 큰 뇌동맥의 혈관벽 일부가 근육층이 약하거나 탄력이 없는 경우도 있습니다.

탄력이 부족한 얇은 동맥벽은 시간이 지나면서 혈압 때문에 차차 팽팽하게 커져서 나중에는 고무풍선같이 볼록 튀어나오게 됩니다. 이것을 동맥류라고 하는데 이 동맥류가 지주막 아래에 출혈을 일으킵니다.

이러한 지주막하출혈은 40대의 젊은 층에서 많이 나타나고 있는데, 과격한 운동이나 흥분 혹은 고혈압 등이 원인이 됩니다. 일단 출혈이 되면 참기 어려운 두통이 갑자기 오고, 목덜미가 마치 뇌막염을 앓는 사람처럼 뻣뻣해지면서 구토와 허탈상태에 빠집니다.

출혈이 뇌실질 속으로 확산되면 반신마비가 나타나고 안구운동장애(동공확산)혼수 등 뇌출혈과 거의 비슷한 증세가 올 수 있습니다. 발작 후에 의식이 명료하면 예후가 좋지만 혼수에 빠지면 거의가 사망에 이릅니다.

뇌의 구조와 기능

뇌는 현재의식과 잠재의식, 일체의 사고와 감정, 지각과 운동 및 전신의 생리기능을 조정하고 총괄하는 신경중추입니다.

그렇기 때문에 사람의 뇌는 체중의 2%정도인 1,300g에 불과하지만, 뇌에서 소비되는 산소의 양은 전 신체가 소비하는 산소량의 20%에 달합니다. 이렇게 많은 양의 산소를 공급하기 위해서는 심장에서 송출되는 혈액의 15%를 뇌로 보내야 합니다.

혈액은 심장에서 뇌로 좌우의 내경동맥과 추골외동맥이라고 하는 3개의 큰 동맥을 통하여 전달됩니다. 내경동맥은 두개골의 바깥쪽을 덮은 근육, 피부 등으로 가는 외경동맥과 함께 목 양측을 흐르는 커다란 총경동맥에서 나누어집니다.

내경동맥과 외경동맥의 분기점은 특히 콜레스테롤과 기타의

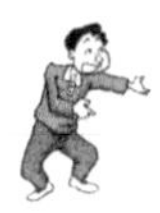

지방이 붙어 죽상경화를 일으키기 쉬운 곳으로 뇌혈관을 막아 버리는 핏덩어리를 생산하는 악명 높은 곳입니다. 또 내경동맥은 뇌로 들어가는 길목에서 눈으로 향하는 분지를 이루고 있습니다.

따라서 내외경동맥 분지부근에서 만들어진 혈액의 작은 덩어리가 이 분지에 흘러 들어오면 일시적으로 눈이 보이지 않게 됩니다. 내경동맥은 뇌에 들어가게 되면 전대뇌동맥, 중대뇌동맥으로 나누어집니다.

전대뇌동맥은 끝에서 몇 개의 가지로 나누어지면서 대뇌의 앞쪽에 있는 전두엽으로 가고 중대뇌동맥은 수많은 가지로 나누어져 두정엽과 측두엽 그리고 전두엽의 일부에 걸친 광범한 영역으로 혈액을 운송합니다.

대뇌손상과 반신불수

대뇌는 좌우의 대뇌반구로 되어 있고 각각의 반구는 전두, 두정, 측두, 후두의 4엽으로 나누어져 있지요. 대뇌의 표층은 피질이라고 하는데 부위에 따라 각기 다른 기능을 분담하고 있습니다.

전두엽은 사고, 창조, 의욕, 정서 등과 같은 정신활동을 담당하는 곳으로 인간에게는 매우 발달되어 있습니다. 따라서 이 부위의 전대뇌동맥에 사고가 생겨서 전두엽의 기능이 상실되면 치매상태가 되고 마침내 인간의 존엄성을 상실하는 상태가 됩니다.

두정엽과 측두엽에는 중대뇌동맥의 수많은 가지들이 혈액을 보내고 있는데 이곳에는 운동중추, 감각중추, 언어중추 등이 있고 또 이들 중추와 신체 말초사이에 정보를 전달하는 연락로가

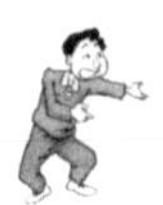

얽혀져 있습니다.

운동지각 등의 연락로는 신체에 도달하는 도중에서 좌우가 서로 교차하기 때문에 대뇌의 지배권은 신체의 반대쪽을 관장하게 되어 있지요. 따라서 이 영역에서는 어느 부위의 뇌에 손상이 있느냐에 따라 증상이 상이하게 나타나게 됩니다.

우측 뇌에 손상이 오면 신체상으로는 좌반신에 마비가 오고 좌측뇌에 손상이 있으면 우반신이 마비되지만, 언어중추가 좌측뇌에 있기 때문에 만약 좌대뇌반구에 손상이 오면 우측반신의 운동장애뿐만 아니라 언어장애까지 동반됩니다. 비록 소리는 낼 수 있어도 말을 할 수 없고 또 말을 이해할 수 없는 실어증도 수반되기 쉬우므로 우측뇌의 손상보다 임상증상은 훨씬 나쁘다고 할 수 있습니다.

많은 중풍환자들이 중대뇌동맥의 손상에 기인하는 경우가 단연 많지만 특히 대뇌의 심부에 있는 내포라는 곳을 통과하는 중대뇌동맥의 분지는 출혈을 일으키는 일이 많아서 뇌출혈혈관이라는 별명이 붙을 정도이고, 이 혈관은 내포 바로 옆에 위치한 피각이라는 곳에서 출혈을 일으키는데, 이것을 피각출혈이라고 부릅니다.

뇌간의 손상과 식물인간

대뇌의 손상으로 인한 중풍은 정도의 차이가 있을 수 있지만 반신불수가 대부분이며 뇌간과 소뇌의 손상은 보다 심각한 결과를 초래합니다.

뇌간은 대뇌와 척수 사이의 가늘고 긴 부분인데 간뇌, 중뇌, 뇌교, 연수 등으로 구성되어 있습니다. 이곳은 여러 대뇌중추와 신체 각 부위의 연락로로 호흡과 순환 등을 조절하는 중추신경이 밀집되어 있는 곳입니다.

따라서 생명을 유지해 가는데 있어서 절대로 필요한 장소이며 여기에 사고가 생기면 매우 심각한 결과를 초래하게 됩니다. 뇌간은 두개골의 깊숙한 곳에 위치하고 있으며, 그 뒤쪽은 운동과 자세의 조절과 평행기능을 하는 소뇌로 덮여 있습니다. 이 부분은 추골, 뇌저동맥이라고 하는 동맥이 혈액을 공급하고 있습니다.

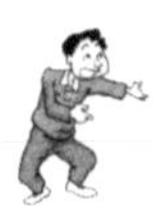

추골동맥은 좌우 1쌍이 있고, 연수와 뇌교의 경계부근에서 좌우가 합류하여 하나의 뇌저동맥으로 되어 있지요. 이 뇌저동맥이 폐색되거나 뇌교라고 하는 곳에서 출혈하게 되면 단시간에 의식을 잃고 양측 팔다리가 마비됩니다.

뇌졸중은 심근경색같이 발병하여 바로 사망하는 일은 거의 없습니다. 하지만 만약 바로 사망한다면 뇌교출혈이나 뇌저동맥폐색증이라고 볼 수 있습니다. 이 경우에는 설사 생명이 그대로 살아있어도 의식이 되돌아오지 않아 식물인간이 되는 경우가 많습니다.

드물게 의식이 또렷해서 다른 사람의 말은 들을 수는 있지만, 자신은 말할 수도 몸을 움직일 수도 없기 때문에 오직 눈동자의 움직임이나 몸짓으로만 전달할 수밖에 없는 안타까운 상태가 생기는데, 이를 두고 폐인증후군이라고 부릅니다.

소뇌에는 추골동맥, 뇌저동맥의 가지가 흐르는데 소뇌출혈이 되면 주위가 빙빙 도는 듯한 어지러움과 심한 두통이 갑자기 생기며 구토가 나타납니다. 사지마비가 없음에도 평형이 잡히지 않아 걸을 수도 없게 됩니다. 중증의 경우는 뇌간이 압박당하여 사망하지만 가벼운 증상일 경우는 예후가 좋습니다.

뇌저동맥은 그 말단에서 다시 좌우로 나누어져서 한쌍의 후대뇌동맥이 되는데 이 혈관은 대뇌의 뒤쪽에 있고 후두엽에 혈액을 공급합니다.

후두엽에는 시각중추가 있고 눈에서의 연락로가 있기 때문에 이 혈관이나 그 가지가 막히면 반대쪽 시야의 1/4내지 절반이 보이지 않고, 양쪽이 막히면 실명하는 수도 있습니다. 또 좌측에 상해를 입으면 글자를 쓰거나 말은 할 수 있는데 읽을 수는 없게 됩니다.

후대뇌동맥은 간뇌의 중간에 위치한 시상이라는 곳에도 가지를 뻗고 있는데 여기에 출혈이 되면 이것을 시상출혈이라 합니다. 시상은 주로 신체의 각 부위로부터 지각의 정보를 대뇌의 중추로 중계하는 곳입니다. 이곳에 경색이 있거나 출혈이 되면 반대쪽 반신의 지각이 없어지게 됩니다.

이와 같은 여러 동맥들은 서로 얽혀 뇌저에서 윌리스 동맥륜이라고 하는 혈관계통을 형성하고 있는데, 아직 정확한 원인이 밝혀지지 않고 있지만 이 동맥륜이 서서히 막혀 들어가는 질병이 있는데, 이것을 윌리스 동맥륜폐색증이라고 합니다.

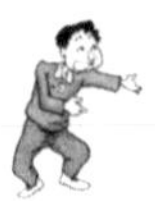

뇌부종과 오장절증

한의학에서는 중풍환자가 정신을 잃은 상태에서 입이 벌어져 있으면 이것은 심장의 기운이 다한 것이요, 손발이 축 늘어져 있으면 비장의 기운이 다한 것이요, 눈을 뜬 채 초점이 맞지 않으면 간의 기운이 다한 것이요, 대소변을 지리면 콩팥의 기운이 다한 것이요, 코를 골면 폐의 기운이 다한 것으로 보는데 이것을 오장절증(五臟絶症)이라고 합니다.

오장절증은 내장의 기운이 끊어져서 운행되지 않는 상태로 매우 위험한 증상이며, 이와 같은 증상이 중복되어 자주 나타나면 그만큼 환자의 상태가 위급하고 5종의 증상을 모두 갖췄다면 사망할 징조로 간주합니다.

그러면 뇌졸중으로 생명을 잃게 되는 이유는 무엇일까요? 뇌가 파괴당하면 죽는 것은 당연하다고 생각하는 사람이 많을 것입니다. 물론 뇌간부위가 광범위하게 파괴되면 그것만으로 치명적이 되는 것은 사실입니다.

그러나 중풍은 뇌간부위보다는 대뇌반구의 출혈과 경색으로 오는 경우가 압도적으로 많습니다. 대뇌반구는 상당히 광범하게 파괴되어도 그것만으로 목숨을 잃지는 않습니다. 따라서 뇌졸중으로 위험하게 되는 것은 졸중 그자체가 아니라 졸중으로 인한 뇌부종이라고 할 수 있습니다.

대뇌반구는 굳은 두개골로 둘러싸여 있고 그 밑바닥은 천막이라고 하는 굳은 막으로 소뇌와 분리되어 있으며, 뇌간은 천막에 뚫린 구멍에 연결된 공강(空腔) 안에 있습니다.

이와 같은 구조 때문에 뇌졸중으로 인해 뇌가 부종을 일으키면서 팽창하게 되면 뇌압이 높아지고 뇌압이 높아짐에 따라 뇌는 뇌간이 있는 방향으로 밀려 빠져나가는 현상이 일어납니다.

이러한 현상은 탈장과 같은 이치로 뇌헤르니아라고 부릅니다. 뇌헤르니아가 되면 당연히 뇌간이 압박당하여 치명적이 상황이 되지요. 이것이 중풍으로 사망하게 되는 가장 큰 원인입니다.

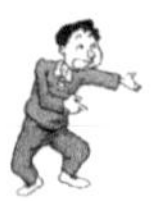

또한 뇌졸중의 급성기에는 폐렴, 신우신염, 신부전 등의 합병증으로 중환자가 되는 경우가 빈번하며, 소화관에 출혈이 되어 시커먼 피를 토하거나 검은 변을 배설해 치명상을 입는 경우도 있습니다.

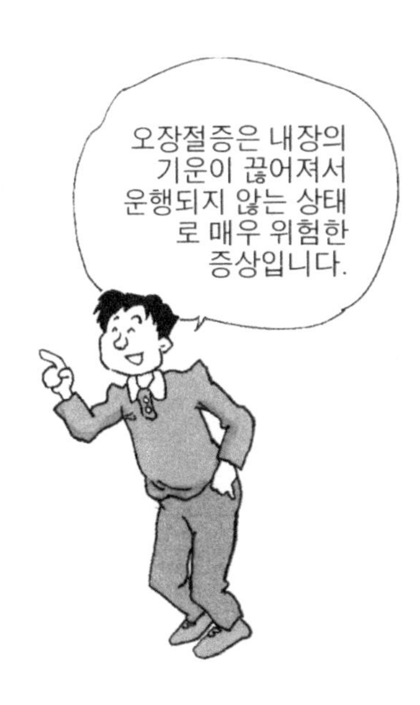

뇌졸중 발작 후의 대처방안

뇌졸중의 원인질병으로는 고혈압, 동맥경화, 심장병, 당뇨병 등이 있고 식염의 과다섭취, 음주, 흡연 등의 식사습관, 성생활, 과도한 운동 등 불규칙한 기거생활과 과도한 스트레스 등이 뇌졸중의 발작인자로 알려져 있습니다. 그 외 기후 및 환경조건, 인종, 노인비만 등 개인의 체질과도 밀접한 관계가 있습니다.

그럼에도 불구하고 뇌졸중의 발작을 예측하기란 무척 어렵습니다. 실제로 고혈압환자라고 하여 모두 뇌졸중이 되는 것이 아니며, 심지어 일과성 뇌허혈발작은 뇌혈전의 전조증으로 봐도 틀림없지만 뇌졸중의 단기예측을 한다는 것은 사실상 불가능합니다.

따라서 뇌졸중은 예고가 없이 다가오며 일단 뇌졸중이 되면

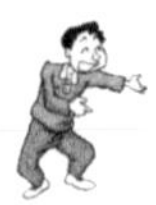

환자자신은 물론 가족들은 당황하게 됩니다. 뇌졸중이 되면 사실상 가정에서 할 수 있는 일이란 환자를 병원으로 안전하게 이송하는 것 외엔 아무것도 없습니다.

환자가 쓰러져서 의식을 잃을 경우 집밖이라면 먼저 적당한 곳에 옮겨 구급차를 기다려야 할 것이며, 집안이라면 쓰러진 곳에 이불을 갖고 가서 그 위에 환자를 눕힌 다음에 방안으로 옮기는 것이 바람직합니다.

특히 환자를 움직일 때는 머리가 앞으로 굽지 않도록 주의해야 하며 베개는 베지 않는 것이 좋습니다. 환자가 구토할 때는 얼굴을 옆으로 향하게 하거나 옆으로 눕혀 토하게 하는데 이때 토한 것이 기도에 들어가 막히지 않도록 주의해야 합니다.

다음은 의사가 오기를 기다리거나 병원으로 이송을 해야 하는데, 어떤 병원으로 옮기느냐 하는 문제로 당황한 가족의 입장에서는 좋은 판단을 신속하게 내리기가 쉽지 않습니다.

과거에는 뇌졸중이 일어나면 적어도 1주일은 안전하게 눕혀 놓고 어떠한 일이 있어도 다른 곳으로 옮겨서는 안 된다고 한 적도 있습니다. 이유는 출혈을 촉진하고 뇌헤르니아가 유발되는 것이 무서워서 움직여서도 안 된다고 했던 것입니다.

그러나 최근에는 뇌출혈환자도 신속하게 이송하여야 한다는 의견이 지배적인데, 사망의 원인인 뇌헤르니아가 이송으로 유발되지는 않는다는 것입니다.

뿐만 아니라 뇌부종에 대한 대책도 많이 진보해 있고 지주막하출혈이 뇌반구 표면에 가깝거나 소뇌에 국한되어 있는 출혈은 외과적으로 수술을 하는 편이 효과적인 치료인 경우도 있기 때문입니다.

따라서 뇌졸중은 일단 정확한 진단이 중요하므로 이송할 병원은 적어도 컴퓨터단층촬영장치(CT)를 구비한 병원이어야 하며, 가급적이면 뇌수술을 할 수 있는 병원이면 더욱 좋습니다.

그러나 뇌출혈이 진행 중인 환자나 뇌헤르니아가 이미 생겨 있는 경우에는 환자 이송이 증상을 악화시킬 수도 있습니다.

따라서 어떠한 경우라도 조급하다고 하여 환자를 난폭하게 취급하는 것은 삼가야 하며, 유명한 병원이라 하여 장거리를 무리하게 운송하는 것은 바람직하지 않습니다.

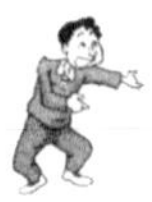

증상에 따른 한방치료

앞에서 뇌졸중의 발생기전과 뇌의 부위별 손상에 따른 장애에 관하여 살펴보았습니다. 하지만 치료 때에 가장 중요한 것은 임상증상이지요.

특히 한의학의 치료법은 변증논치(辨證論治)라고 하여 증상을 가려서 치료방침을 설정함을 중요하게 여기고 있습니다.

다음은 임상적으로 중풍을 크게 다음의 3기로 나눴습니다.

첫째, 전조기

중풍(中風)은 풍을 맞는다는 뜻인데 글자의 뜻처럼 대부분 갑자기 발병하기 때문에 느끼지 못하는 경우가 많습니다. 하지만 발작하기 전에 머리가 무겁거나 어지럽고, 다리가 휘청거리거나 잠이 잘 오지 않고, 숨이 차면서 밤에 오줌이 자주 마렵다

든가, 심한 경우는 일시적으로 말이 어둔해지는 등의 증상이 나타납니다.

이러한 증상은 중풍의 전조로서 이런 경우가 나타났을 때 정신과 감정은 흔히 긴장상태가 되는 일이 많습니다. 이것을 알아차리고 적절한 예방과 치료를 하지 않으면 곧 제2단계인 중풍의 발작기로 접어들고 맙니다.

둘째, 발작기

대개는 갑자기 졸도해서 의식불명상태가 되며 그밖에 입을 다물고, 손을 쥐고, 호흡 때에 코고는 소리를 내든지 또는 눈을 감고 입을 벌리고 손가락을 펴고 오줌을 저리는 등의 증세가 나타납니다. 이때 정신이 혼미한 채 사망하지 않으면 차츰 제3단계로 접어들고 맙니다.

셋째, 후유증기

의식은 차츰 소생하지만 입이나 눈이 비뚤어져서 당기고 말을 못하거나 반신불수의 상태가 됩니다. 후유증상은 경중의 차

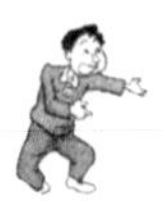

이가 심하고 정도에 따라 예후 또한 일정치 않습니다. 치료는 가급적 발작 전에 예방적 치료가 중요하지만 그렇게 용이하지는 않습니다.

전조기에 만약 머리가 아프고 어지럽고 불면증이 있는 사람은 천마조등음(天麻釣藤飮)이라는 처방을 쓰면 예방이 되고, 만약 대변이 굳어서 불통하면 가감사청환(加減瀉靑丸)을 사용하며, 만일 머리가 아프며 행동이 침착하지 않으며 눈이 어지러워 넘어질 듯한 사람은 건병탕(建餠湯) 등을 쓰면 좋습니다.

그러나 이 시기에는 약물치료에 적절한 침구치료를 겸하면 좋지만 그것보다 더 중요한 것은 정신적인 안정입니다.

희로애락 등 감정의 자극과 불안 그리고 긴장 등 스트레스의 연장은 중풍발작의 도화선이 될 수 있습니다.

발작기의 치료는 우선 폐증과 탈증을 감별하는 것이 더 중요합니다. 폐증이란 증상은 대개 손을 오므리고 입을 다물고 호흡이 거칠고 길으며 손발이 뻣뻣한 강직성 마비증세를 나타냅니다. 탈증은 입을 벌리고 손을 펴고 허탈상태에서 땀을 흘리며 코를 골면서 축 늘어져 대소변을 지리는 등의 이완성마비증상을 나타냅니다.

폐증의 치료는 우선 막힌 것을 열어야 한다고 하는 이치에서 통관산(通關散)이라는 약으로 재채기를 유발하고 개관산(開關散)이라는 약으로 입을 벌어지게 한 다음 우황청심원(牛黃淸心元)이나 사향소합환(麝香蘇合丸)등의 구급약을 투여하여 각성을 유도하면 됩니다.

그 다음 입술 상하에 있는 수구(水溝)의 인중(人中)혈과 손발의 끝에 있는 십선혈(十宣穴) 등에 침을 놓아 기혈(氣血)의 소통을 시켜주는 것이 중요하지요.

탈증은 기력이 허탈한 상태로서 심장박동이 떨어지고 생명이 경각에 있기 때문에 소위 회양(回陽)하는 치료를 해야 하는데 이때 응용되는 약제로는 인삼, 부자, 오미자, 용골, 모려와 같은 약의 처방을 급하게 투여해야합니다.

이러한 구급요법으로 일단 의식이 점차 소생하면 한의학 특유의 변증치료(辨證治療)를 하면 됩니다. 변증치료란 질병의 성질을 한(寒), 열(熱), 허(虛), 실(實)을 가려서 치료하는 방법을 말합니다.

예를 들어 얼굴이 벌겋게 달아오르고 맥이 현장(弦長)하면 이것은 열(熱)과 실(實)에 속하는 증상이므로 진간식풍탕(鎭肝

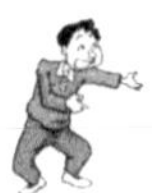

熄風湯)을 쓴다거나 또한 안면이 창백하고 맥의 상태가 느리고 가라앉아 짚이지가 않을 때는 한(寒)과 허(虛)에 속하므로 지황음자(地黃飮子)를 쓴다든가 하는 치료방법인데 상당히 전문성을 요하는 치료방법이기 때문에 일반인이 이해하기는 대단히 어려울 것으로 짐작됩니다.

변증치료란
질병의 성질을
가려서 치료하는
방법을
말합니다.

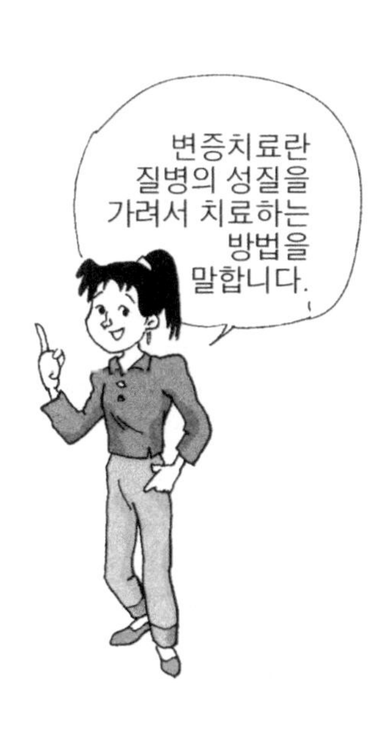

후유증과 재활요법

뇌졸중의 위급한 시기를 극복하고 고비를 넘긴 사람은 정도의 차이가 있겠지만 반드시 후유증에 시달리게 됩니다.

약 50%의 환자가 반신불수이고, 약 3분의 1이 언어장애가 있으며, 약 4분의 1이 지각장애 등의 증상이 나타납니다. 그 외에 지적, 정서적 기능의 장애를 남기는 환자도 적지 않습니다.

뇌졸중 발작 후에 나타나는 이와 같은 후유증은 뇌조직이 손상을 받은 결과입니다. 따라서 뇌의 직접적인 손상을 완전히 회복시킨다는 것은 불가능하지만 간접적인 뇌손상은 최소한 예방하고 또 신속하게 회복을 시켜주어야 후유증을 최소화할 수가 있습니다.

그러므로 뇌졸중 후에는 뇌부종을 치료하고 뇌압을 낮추는

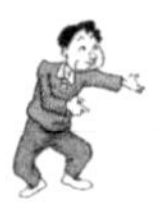

치료를 하게 되는데, 한의학에서는 중풍이 일어나면 바로 성향정기산(星香正氣散)을 쓰게 되어 있습니다. 이것은 뇌부종에 좋은 효과가 있음이 임상적으로 밝혀졌기 때문입니다.

한편 실증(實證)성의 체질이나 증상을 보이는 환자에는 대개 사하성(瀉下性)의 쓰고 차가운 성질의 약을 쓰는데 이것은 뇌압을 낮추는 데 매우 효과적입니다.

어쨌든 뇌졸중에 대한 병변(病變)의 주변에서 간접적으로 손상을 받은 뇌세포가 점차 그 기능을 회복함에 따라 마비 등의 후유증도 점차 개선되는데, 대부분 발병 후 2개월 사이에 눈에 띄게 효과가 나타나며 그 후 수개월에 걸쳐 서서히 회복되어 갑니다.

후유증의 기능개선을 촉진시키기 위해서는 약물에만 의존할 것이 아니라 침구치료와 특히 각종 재활요법을 병행하는 것이 효과적이지요.

만약 반신불수로 마비된 상태를 방치해 둔다면 수족의 특정 근육만이 수축되어 수족은 관절에서 굽어진 상태로 고정됩니다. 이에 따라 가능하면 발작을 일으킨 직후부터라도 마비된 부위에 침구치료, 안마, 지압 등을 행하고 관절을 움직여 운동을 하는 것이 좋습니다.

물론 처음에는 다른 사람이 시켜주어야 하겠지만 점차 자신의 건강한 수족으로 마비된 쪽을 주무르고 움직이며, 마지막에는 스스로 움직일 수 있도록 하여야 합니다.

사실 안정기 이후의 후유증의 회복은 환자자신의 노력여하에 달려있다고 해도 과언이 아닙니다.

처음에는 어쩔 수 없이 타인의 손을 빌어 앉는 연습, 서는 연습, 걷는 연습 등으로 하겠지만, 점차 남의 손을 빌리는 일을 줄이고 자력으로 하는 노력이 필요합니다.

이때 주의하여야 할 것은 상지의 마비가 하지보다 회복이 더뎌 어깨관절의 탈구가 일어나기 쉽기 때문에 삼각건으로 팔을 어깨에 잡아 고정시킨다든가, 혹은 발목에 힘이 없어서 보행연습을 할 수 없으면 적절한 보장구를 만들어 착용하는 것이 좋습니다.

이렇게 하여 활동에 어느 정도 자신이 생기면 식사와 옷을 입고 벗는 일, 목욕, 글씨 쓰기 등의 동작을 스스로 함으로써 일상생활자체를 치료 및 재활수단으로 전환하여야 합니다.

대개 재활요법이라고 하면 단순한 마비의 치료법으로 생각하

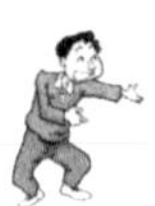

기 쉽지만 중풍의 경우 마비가 완전히 회복되는 일은 극히 드물기 때문에 어느 정도의 장애가 있더라도 발병전의 일상생활을 빨리 되찾아 사회로 복귀하겠다는 마음가짐이 중요합니다.

약물요법은 반드시 필요하겠지만 자세한 진찰을 받고 체질과 증상에 맞도록 처방을 써야 합니다.

반신불수는 흔히 남자가 좌측, 여자가 우측에 오면 좋지 않다는 말이 있지만 반드시 그런 것은 아닙니다. 언어, 시력, 기억에 관한 중추는 왼쪽 뇌에 있기 때문에 남녀를 불문하고 오른쪽마비가 왼쪽마비보다는 불리하다고 할 수 있지요.

반실불수에는 우선 소풍도담탕(疏風導痰湯) 거풍속명탕(祛風續命湯) 등을 써서 피부의 기혈순환과 한선의 기능을 원활하게 하여 소위 풍사(風邪)를 내몬 다음에 강활유풍탕(羌活愈風湯) 대진교탕(大秦?湯)과 같은 약으로 조리하여 신경마비의 회복을 도와줍니다.

중풍으로 말을 못하거나 말을 더듬는 것은 담(痰)이 심규(心竅)를 막아서 온다고 보는데, 이때는 척담탕(滌痰湯) 청신해어탕(淸神解語湯) 등을 쓰면서 언어치료를 받아야 합니다.

입, 눈, 얼굴이 한쪽으로 비뚤어지는 증상을 구안와사라고 하는데 단순한 구안와사는 말초성이고 중풍으로 오는 것은 중추성이라고 합니다. 중풍으로 온 안면마비는 이마의 주름살이나 눈꺼풀운동이 비교적 양쪽이 같게 나타나는 것이 특징입니다. 이때는 가미속명탕(加味續命湯)이나 양영탕(養榮湯)을 쓰면 됩니다.

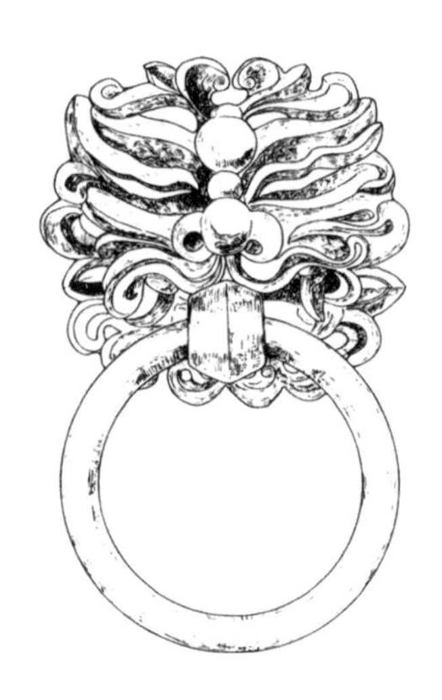

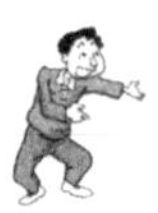

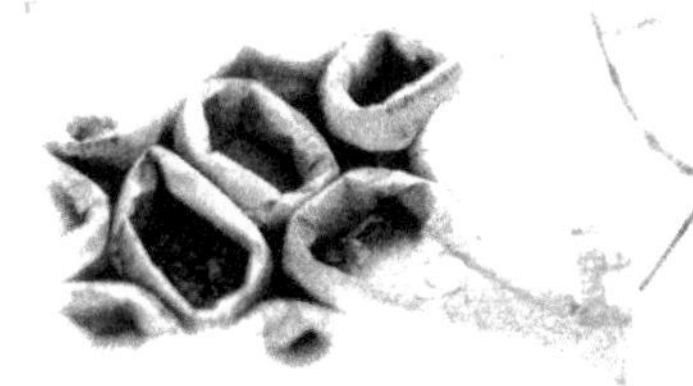

중풍을 고친
동의보감 민간요법 89가지

중풍에 좋은 음식과 차

소음인 좋은 음식과 차

따뜻한 음식, 찹쌀, 감자, 귤, 토마토, 명태, 조기, 파, 마늘, 생강

생강차

생강은 생강과의 다년생 식물로 인도가 원산지이다. 오래 전 중국을 통해 우리나라에 전해졌으며, 매운 성분이 들어 있어 향신료로 많이 쓰인다. 근경은 다육인 괴상이고 마디가 있으며, 가로로 뻗는다.

줄기는 50cm 내외이고 잎은 두 줄로 어긋나며, 선상 피침형이고 끝이 뾰족하다. 꽃은 등황색으로 8~9월에 핀다. 근경을 생강이라 한다. 생강은 약의 맛을 좋게 할 뿐만 아니라 약의 흡수를 크게 돕기 때문에 한방에서는 약을 달일 때 빠지지 않는 중

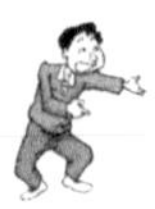

요한 약재이다. 쪄서 말린 생강은 건강(乾薑)이라 하며 한방에서는 중요한 생약으로쓰이고 있다.

성분 : 무기질이 많이 함유하고 있고 탄수화물, 단백질, 지질과 비타민A의 베타카로틴, 비타민B, 니아신이 풍부하며, 특히, 방향성 향신제로 식품에 많이 넣어 먹는다. 생강은 황색으로 독특한 매운맛과 향기를 내는 것은 정유성분 때문이다.

효능

생강에는 간장의 기능을 활발하게 하고 수분의 대사를 원활하게 하는 이뇨작용이 있으며, 발한을 촉진하고 부종을 제거한다. 음식물이 잘 삭지 않아 위와 가슴이 불편하거나 위에도 효과가 있어 구역질, 숙취제거에 도움을 주므로 추운 밤이나 술 마신 다음날 아침에 마시는 것이 좋다. 신진대사 기능촉진, 수독제거 및 교미, 교취, 식용항진, 건위, 감기, 해열작용 살균작용 등 약리작용이 뛰어나 약으로 널리 이용되어 좋은 효과를 나타낸다.

당귀차

당귀는 미나리과의 다년초로서 여성을 위한 약초라고 할 만큼 각종 부인병에 효과적이며 이것을 삶은 물은 예로부터 피부를 희게하는 약재로 유명하다. 또한, 향과 맛이 일품이어서 접대용으로도 매우 좋다.

효능

당귀는 한의학적으로 보혈, 행혈, 활혈작용이 있어 모든 혈액순환장애에 두루 이용할 수 있고 자궁순환이 약한 경우에도 좋다. 두통, 현기증을 가라앉히고, 여성의 냉증, 혈색 불량, 산전산후의 회복, 생리불순, 생리통, 자궁 발육부진, 변비 및 멍든 피를 풀어주는 등 부인병에 특히 효과가 있다. 오랫동안 복용하면 손발이 찬 증상을 개선할 수 있다.

*참고 : 설사가 잦거나 소화기 계통이 약한 자는 삼가는 것이 좋다.

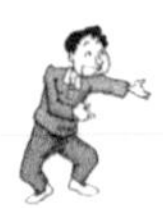

소양인 좋은 음식과 차

시원한 음식, 보리, 녹두, 팥, 수박, 참외, 포도, 복어, 잉어, 가물치, 오이, 호박, 과즙, 녹즙, 생수,

홍화차

홍화는 흔히 잇꽃이라고 하며 국과에 속하는 2년생 초본으로서 구주, 아시아 지역에서 자생 또는 재배된다. 꽃이 아주 붉어 음식물의 색깔을 내거나 옷감의 염료 또는 화장품 등에 쓰인다. 홍화는 성질이 따뜻하고 독이 없으며 약간 매운 듯한 맛을 낸다.

효능

본초학에서 홍화는 부인병 특히 통경약으로서 주류에 냉침하여 쓰면 효험이 있는 것으로 설명되고 있다. 그외 홍화차는 정혈제, 냉습, 울혈 등에 효험이 있다고 전하고 있다. 어혈을 제거하고 혈액 순환을 촉진하는 작용이 있어, 생리통이 심한 경우, 생리량이 적은 경우에도 효과가 있다. 심장과 간에 영향을 주어 피를 맑게 하고 혈액순환을 좋게 하며 생리통을 멎게 한다. 피가 뭉쳐 혈액순환이 잘 안 되면 아랫배와 손발이 냉해지면서 생리불순과 생리 전후로 피부 트러블이 생기는데, 이럴 때 특히 효과가 크다.

*참고 : 하루에 너무 많은 양을 마시면 오히려 기력을 떨어뜨릴 수 있으니 주의한다. 임신부는 삼가야 한다.

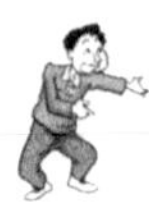

구기자차

구기자는 몸을 따뜻하게 만드는 성질을 가지고 있기 때문에 장복하는 것이 좋다. 많이 마셔도 부작용이 없어 안심하고 오래 마실 수 있는 차.

구기자는 봄과 여름에는 잎을 채취하고 가을에는 줄기와 열매를 채취하여 섭취한다.

태음인 좋은 음식과 차

소식, 콩, 율무, 배, 매실, 살구, 자두, 대구, 미역, 김, 다시마, 무, 도라지, 양파, 당근,

율무차

율무는 벼과에 속하는 일년초로서 옛부터 식량으로도 이용되었는데 쌀보다 우수한 단백질과

지방이 다량 함유되어 있고 칼슘,철분도 들어 있어 건강식으로 알려져 왔다.

특히 단백질 속에 아미노산을 많이 함유하고 있어 신진대사를 원할하게 하고 피로회복, 자양강장에 좋은 건강식품이다.

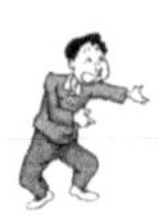

효능

위암, 자궁암, 유방암, 식도암, 폐암, 후두암, 설암, 피부암, 신장암, 방광암, 전립선암 등 모든 암에 효과가 있으며 위를 순화하고 장을 도우며 폐를 맑게 하고 담을 제거하며 풍수병을 없앤다.

오래 복용하면 혈기를 순조롭게 하고 몸이 가벼워지며 건강하다. 특히 여성에게는 여드름등 피부질환을 낫게 하고 신경통에도 효과를 볼 수 있어 더욱 좋다.

영지버섯차

영지 버섯은 탕재로 달이면 매우 쓴맛이다. 이러한 쓴맛 때문에 다른 약재를 첨가하기도 하나, 영지가 갖고 있는 효능을 잃지 않게 하려면 가급적 영지 이외의 약재 사용을 최소량으로 한다. 지나치리만큼 다른 약재의 첨가는 삼가는 것이 좋다.

시중에는 영지를 잘게 자른 제품이 판매되고 있으나, 자연산의 경우는 자르지 않고 자연에서 채취한 그대로의 영지를 판매하기도 한다. 영지를 약재로 달일 때는 0.5리터의 물에 어른의 엄지손톱 정도의 크기로 자른 영지조각 10개 정도를 사용한다.

영지버섯은 장기간 복용해야 큰 효과를 볼 수 있다. 적당량을 꾸준히 복용하는 것이 좋다. 우리가 흔히 먹는 보리차 대신 영지를 재료로 차를 끓여 마시는 것도 가족건강에 좋은 방법이 될 것이다. 보리차 대용으로 사용할 때는 약재로 넣는 양보다 적게 사용한다. 대략 엄지손톱 크기의 영지 조각 서너 개면 적당하다.

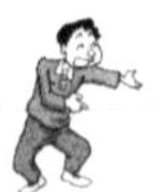

태양인 좋은 음식과 차

담백한 음식, 메밀, 냉면, 포도, 머루, 다래, 감, 앵두, 새우, 조개류, 게, 붕어, 나물류

모과차

중국 원산이며 낙엽 활엽 교목으로 키는 6m 정도이며 비옥한 곳을 좋아하며 수피는 회녹갈색이고 비늘 모양으로 벗겨지며 가지는 가늘고 위를 향해 뻗는다. 어린가지에 가시가 있고 처음에는 털이 있다. 잎은 어긋나고 도란형 또는 다원형으로 가장자리에 끝이 뾰족한 잔 톱니가 있다. 꽃은 5월에 새잎과 함께 가지 끝에 담홍색으로 피어서 10월에 황색의 열매가 익고 향기가 강하다. 번식은 접목을 통하여 증식하며 열매는 향기가 좋아 차나 술을 담그는데 사용하고 한방에서 약용으로 이용되기도 한다.

효능

여름에 더위를 먹어 식욕이 부진할 때, 소화가 잘 안 되거나 팔, 다리의 근육이 나른해져 피로감을 느낄 때 또한 혈압이 낮고 몸이 항상 차면서 손발이 저린 증상에 좋으며 혈당을 막아주므로 당뇨병 환자에게 좋다.

그밖에 감기, 기관지염 등을 앓아 기침을 심하게 하는 경우와 신경통, 요통, 근육 경련, 변비 등에도 뛰어난 효과가 있다. 소화를 도우며 설사 뒤에 오는 갈증을 멎게 해주고 위를 편안하게 해준다. 무릎이 저리거나 차고 근육경련이 자주 일어나는 사람에게 효과가 있다.

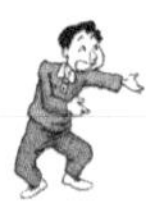

솔잎차

소나무는 상록침엽교목으로 잎이 2가닥씩 나며 우리나라 전국각지에서 자란다. 잎은 생것 또는 그늘에서 말린 것을 사용하는데 4~5월 새순이 나올 때 솔잎을 채취하여 그늘에서 색이 변하지 않도록 잘 말리어야 한다. 솔잎은 예로부터 불로장생의 선약으로 전해오며 널리 이용되어 왔다.

솔잎차는 고혈압과 동맥경화에 좋으며 또 중풍예방, 위장병, 신경통,소화불량, 불면증에도 효과가 있다. 차를 끓여 마실 때는 가늘고 짧은 우리나라 솔잎을 사용한다.

꾸준히 복용하게 되면 치아가 튼튼해지며 위를 도와주므로 소화가 잘 되고 몸이 가벼워지며 피부를 부드럽게 하여주고 윤기가 나게 하므로 여자들로부터 인기가 좋은 차가 될 것이다.

동의보감에 의한 중풍(뇌출혈 뇌경색) 89가지 치료비법

2024년 8월 10일 2판 인쇄
2024년 8월 15일 2판 발행

편 저 대한건강증진치료연구회
발행인 김현호
발행처 법문북스(일문판)
공급처 법률미디어

주소 서울 구로구 경인로 54길4(구로동 636-62)
전화 02)2636-2911~2, 팩스 02)2636-3012

홈페이지 www.lawb.co.kr
페이스북 www.facebook.com/bummun3011
인스타그램 www.instagram.com/bummun3011
네이버 블로그 blog.naver.com/bubmunk

등록일자 1979년 8월 27일
등록번호 제5-22호

ISBN 978-89-7535-946-0 (03510)

정가 18,000원

이 도서의 국립중앙도서관 출판예정도서목록(CIP)은 서지정보유통지원시스템 홈페이지(http://seoji.nl.go.kr)와 국가자료종합목록 구축시스템(http://kolis-net.nl.go.kr)에서 이용하실 수 있습니다.